Nelda Vettorazzo

L'avventura di Yogarmonia

Mario Attombri:
un guru contadino

EDIZIONI
MEDITERRANEE

Finito di stampare nel mese di aprile 2012

ISBN 978- 88 - 272 - 2194 - 5

Nella vita da soli non possiamo raggiungere alcun obiettivo.
Questo libro lo dedico con amore a tutti i miei collaboratori,
a coloro che in questi anni mi sono stati vicini,
che con grande entusiasmo e sforzo personale,
praticando la via dell'azione disinteressata,
mi hanno aiutato a portare avanti Yogarmonia
per il bene di tanti uomini.
Li ringrazio tutti, uno a uno, e dal profondo del mio cuore,
per essere parte della mia vita.

MARIO

Indice

LIBRO SECONDO: LA MIA FAMIGLIA E ALTRO

Prefazione

di Nelda Vettorazzo

"*Vivere è la cosa più rara del mondo.*
La maggior parte della gente esiste".
OSCAR WILDE

Fino a qualche tempo fa io non vivevo. Esistevo.

Un giorno, durante un corso di iconografia che si teneva nel Veneto, stavo dipingendo l'icona della Madre di Dio di Vladimir. Per colpa di un mal di schiena, che mi tormentava da anni, faticavo sia a star seduta che in piedi.

Uno degli amici che frequentavano il corso insieme a me, vedendomi in difficoltà, mi fece un nome, Mario Attombri. "Vai da lui! – mi disse –. Io stavo molto peggio di te. Mi ha aiutato in molte cose, e anche a dare una *sistemata* alla mia colonna vertebrale. Vai, e vedrai che anche tu riuscirai a... portare a casa qualcosa".

Ma chi era questo Mario? Volevo saperne di più. Il mio amico tagliò corto: "È un *tiraossi*!".

Questa parola non esiste nel vocabolario italiano e nemmeno una equivalente. C'è tirabaci, tirapiedi, tira-molla, ma *tiraossi* non c'è!

Nel Veneto, da sempre viene chiamato *tiraossi* uno che nasce con il carisma di saper *vedere*, manipolare, guarire il corpo umano. È l'*uomo sacro-medicina*, indicato anche con il nome generico di *guaritore*, che si ritrova presso quei popoli che noi occidentali chiamiamo "primitivi", e che era presente in tutte le antiche civiltà.

Un *tiraossi*? Le avevo provate davvero tutte: luminari ortopedici, chiropratici, pranoterapeuti, agopuntori cinesi e altro ancora. Pensai che anche un *tiraossi* non avrebbe potuto di granché migliorare la mia situazione, perché a una delle mie vertebre manca un frammento. "Difetto congenito": così avevano sentenziato gli esperti.

Ma valeva la pena tentare. Tanto, peggio di così!

Partii alla volta di un piccolo paese della campagna veneta...

Un paese che è immerso nel verde, rimasto quasi fermo nel tempo.

Poche case, la piazzetta, un'osteria, al centro la canonica con il suo severo cancello in ferro battuto, un capitello, la chiesa e il campanile, un minuscolo cimitero, miracolosamente isolato tra campi e alberi.

Atmosfera e odori antichi che evocano ricordi in chi, come me, è nato e cresciuto da queste parti. Qui il tempo sembra scorrere meno affannosamente che altrove, esiste ancora il contatto con la natura, si respira aria pulita, ci si sente in un'oasi serena e piena di armonia rispetto al subbuglio della città.

Oltre la curva, una strada mai asfaltata tra un filare di pioppi e un fiumiciattolo, che sorregge frotte di anatre e anatroccoli e si insinua leggero fra case e alberi. In fondo, un cancello quasi sempre aperto. Unica modernità, un videocitofono: dovrebbe garantire momenti di sacrosanto riposo agli inquilini, ma non vi riesce quasi mai. Al di là del cortile, nella vecchia casa dei nonni, bisnonni, bisavoli vive Mario Attombri.

Sotto il porticato c'è un po' di tutto, alla rinfusa, in un ordine-disordine pieno di vita. Numerose erbe a seccare, le più diverse; bottiglie e barattoli pieni di buone cose che maturano al sole. Appesi, conservati con religiosità, manufatti e attrezzi un po' arrugginiti. Un bancone da meccanico, sommerso da ferri di ogni tipo, eredità di un'antica ma sempre viva passione di Mario. Appoggiati al muro, zappe, rastrelli, badili lucidi e ancora freschi di zolle appena rivoltate. Poi *falsini* (falci) che il padre di Mario, Vittorio, usava fin oltre gli 80 anni con disinvolta energia per tagliare l'erba nel campo. Alcune fascine di legna, piccole cataste di ceppi per riscaldarsi in inverno. Una vecchia, amata – ormai sgangherata – barchetta marrone, protetta con cura da un telo, dei remi, una canoa. In un angolo, come cimeli, una botte di rovere, un torchio. Accostate al muro, panche di legno e un tavolaccio: chissà quante vecchie storie di vita potrebbero raccontare. E poi biciclette, nel Veneto sempre presenti.

Oltre il portico, in un recinto sull'aia, starnazzano galline che la mamma di Mario, Marcella, non ha perso l'abitudine di allevare.

Un po' più in là, il vecchio campo di terra trasformato in giardino.

Un lago in miniatura, con canne verdi intorno, dove nuotano carpe dagli occhi miti, affiancate da pesci rossi, e affiorano ninfee e fiori di loto. Arnie per le api che, ronzanti e instancabili, si intrufolano tra i fiori a caccia di polline per trasformarlo laboriosamente in miele. Qua e là piante ed erbe di numerose specie, alberi di ogni tipo e, fra i loro rami, tanti nidi di uccelli. Viti rugose che, abbracciate, si rincorrono in lunghi filari; robusti gelsi piantati un tempo per sfamare i bachi da seta. Varie piante da frutto sulle quali si arrampicano scale di legno, a pioli, un po' malandate.

Poi un lungo prato. In un angolo, sotto una quercia e in riva al fiume, una capanna di legno: è la *tenda* di Mario, dove lui si raccoglie lontano da tutto, in meditazione yogica, per pregare Dio prima di affrontare le sue lunghe, faticose giornate. Luogo solitario, isola lontana, raccolta, eppure infinitamente vasta...

Dietro a una siepe di biancospino, una grande piramide di ferro e rame, sotto la quale ci si può ricaricare di energia. All'altro limitare del campo, una *capanna sudatoria*, costruita con rami di albero intrecciati tra di loro, dov'è possibile purificarsi nel corpo e nello spirito, alla maniera del *popolo dei veri uomini*, gli indiani nativi americani, quelli che noi chiamiamo pellerossa.

Mario è nato in questa terra veneta. Vive qui, insieme alla sua meravigliosa famiglia, verso la quale nutre un tenero affetto e un amore senza limiti: per la moglie Grazia, compagna infaticabile, e per i due figli, David e Manola, le nipotine Ginevra e Angelica.

È qui che conobbi Mario. Era l'estate dell'86. Ricordo che mi venne incontro, invitandomi a entrare nella stanzetta dove accoglie tanta gente.

E lì, sul cortile, ciò che al primo impatto in lui mi colpì fu lo sguardo: profondo, infantile, mite, gentile, sorridente e sereno, dolce e azzurro.

I suoi occhi sembrano quasi guardare alla sua interiorità e aver catturato un pezzetto d'Infinito, e non solo per il loro colore. Sono occhi di chi ha davvero raggiunto la consapevole e costante unione con il Cielo e con la Terra.

Mi colpì il suo sorriso. Poi le mani, forti da contadino, energiche da lavoratore, leggere da suonatore d'arpa, gentili da uomo nobile, tenere da bambino.

Entrai nella piccola stanza dove lui si mette al servizio del prossimo.

E lo fa sempre nel nome di Dio, convintissimo di essere soltanto e unicamente strumento del suo Creatore. Questo l'ho scoperto più tardi. Mi viene da sorridere se penso che, anche lui, è stato accusato, e da gente che in quella stanzetta – guarda caso – mai ci ha messo piede, di "abuso di professione medica". Ma va là!

Da *tiraossi*[1], mi diede una *sistemata* alla schiena. Curiosa, e anche un po' saccente, gli chiesi che cosa era lui? *Tiraossi*... pranoterapeuta... guaritore... sciamano? Per un momento si fece serio, ri-

[1] Mario Attombri ha frequentato l'Accademia Shiatsu, conseguendo il relativo diploma di Operatore Shiatsu Professionista.

mase pensieroso. Poi, sorridendo, mi disse sommessamente: "Può pensare quello che vuole. Qualunque appellativo si voglia dare a un *guaritore*, chi ha fede in Dio e crede nel potere del Suo Spirito sa che è solo e sempre lo Spirito Santo che opera e che, se vuole, guarisce. Personalmente mi sento uno come lei, come tutti, sono una creatura di Dio. Per quanto posso, mi metto a completa disposizione del mio Signore il quale può servirsi di me per aiutare il mio prossimo, per fare quaggiù il Suo *gioco divino*. Poi... se lei capisce, capisce... Altrimenti... pazienza!".

La schiena, intanto, mi faceva più male di prima. Ero delusa, speravo di avere almeno qualche beneficio, invece... Ma allora, che *tiraossi* era?

Comunque, gli domandai se e quando sarei potuta tornare, convinta che mi avrebbe prescritto una sua particolare terapia. Invece: "Torni quando la schiena le farà ancora male o quando vuole", fu la sua risposta.

Per chiudere, non avere obblighi e non tornare più, gli chiesi quanto gli dovevo, cioè la sua parcella. Si mise a ridere.

Me ne andai, anche un po' inca...volata, perché oltre ad avere il mio solito mal di schiena mi sentivo addosso una puzza di eucaliptus, odore che io detesto e che continuò a seguirmi come un cagnolino rognoso fino al mio ritorno a Roma. Mi restò appiccicato anche dopo shampoo e doccia! E, la notte, mi venne pure la febbre!

Ma chi me l'aveva fatto fare! Per due giorni lo sgradevole odore di eucaliptus me lo sentivo dappertutto, come se ne fossi imbevuta. Pensai che *quel mago* avesse usato su di me un suo potente olio con quell'essenza.

Pian piano però l'odore andò scomparendo. Di pari passo, e dopo anni che non ne potevo più, diminuì anche il mio eterno, insopportabile mal di schiena.

Allora, per davvero, non ci capii più niente. Telefonai a Mario, gli raccontai ogni cosa e lui, candido e contento e, ci giurerei, sorridente al di là del telefono, mi disse che potevo stare tranquilla e serena.

Quel profumo, infatti, che io indebitamente chiamavo puzza, stava misteriosamente a indicarmi che qualcosa (ma ora sarebbe il caso che io lo scrivessi con la maiuscola, cioè *Qualcosa*) in me si era vivificato, si era messo in moto, che ero entrata nella Grazia del Divino.

Ma ciò che al telefono io compresi fu: "Nelle grazie del Divino"! Mi disse ancora che lui l'olio di eucaliptus non lo usava mai per la schiena di nessuno, soltanto d'inverno, per raffreddori e tosse. Potevo ritornare, qualora l'insopportabile dolore si fosse fatto risentire.

Ma andava scomparendo ogni giorno di più. Infine se ne andò, definitivamente. I grandi luminari, che io gioiosamente resi partecipi della mia avvenuta guarigione, furono del tutto scettici. Quel famoso frammento di vertebra mancava sempre e, stando così le cose, non dovevo farmi illusioni: si trattava perciò di un miglioramento casuale e, senza dubbio, solo temporaneo. Comunque, fu inspiegabile alla loro *sapienza*, scienza e *intelligenza*.

Oggi, dopo tanti anni, la mia colonna vertebrale si mantiene ancora vivificata da quel Qualcosa! E io continuo a vivere vivificata. Il Potere dello Spirito ha anche risvegliato in me – e non so come – la capacità di dipingere, mettendomi letteralmente, e all'improvviso, tra le mani tanti pennelli color arcobaleno, capaci di dipingere icone – guarda caso – immagini della vita e delle opere di Gesù!

Chi capisce, capisce... Altrimenti... pazienza!

Con gli anni, tra Mario, la sua famiglia e me è nata una profonda amicizia che coinvolge anche numerosi miei amici.

Raccontare ora la sua *avventura* di vita è in fondo un pretesto per rammentare la costante presenza tra noi – oggi più forte che mai – dello Spirito con tutte le sue... *arcobaleniche* meraviglie.

Se c'è un Protagonista in questa nostra storia è solo e sempre Lui, lo Spirito Divino, che per Suo amorevole disegno *soffia* quaggiù e *guarisce*. È soltanto Lui *il Guaritore*, *il Tiraossi*, perché è Lui che opera attraverso ogni *uomo-sacro-guaritore*, ogni *uomo-medicina* della Terra.

E la parola "medicina" ha radici molto, molto antiche: essa risale infatti a tempi e a popoli presso i quali *med* significava "cura", "curare", e si riferiva a uomini spirituali "consacrati" a questo compito.

A operare tutti i prodigi di guarigione quaggiù è lo Spirito. Li compie attraverso i Suoi uomini sacri, che possono essere o un *wichasha wakan* dei nativi americani, o un guaritore africano *Nguni*, o uno sperduto sciamano dell'Ecuador o della Siberia, o un *guru* indù, oppure anche un *tiraossi* e maestro di yoga, un *guru* veneto...

Lo Spirito da sempre soffia, su chi vuole, dove, come, quando vuole e come pioggia scende su tutta la Terra.

"Dall'acqua nasce tutto: nutre le erbe e gli animali. Scende dal cielo come pioggia. È una sola, ha la stessa natura, ma quanti effetti differenti produce! Una sorgente irriga tutto il giardino; la stessa pioggia cade dal cielo in tutto il mondo. Ma nel giglio diventa bianca, nella rosa rossa, nel giacinto purpurea. Così anche lo Spirito Santo, pur essendo uno e indiviso, distribuisce come vuole la sua grazia a ognuno"[2].

È Lui che dà poteri, che affida doni, sogni, voci, visioni, che dispensa missioni, messaggi, che regala talenti, che concede all'uomo ogni capacità... compresa quella di dipingere! È soltanto Lui che permette l'accesso a dimensioni non ordinarie, alle Sue dimensioni, per rendere la nostra fede viva e palpitante, per *svegliare* l'Uomo.

Perciò, quello che sta alla sorgente del *potere* di Mario, *tiraossi*, maestro di yoga, *guru* illuminato, guaritore spirituale, terapeuta praticante tradizionale, *uomo sacro medicina*, sciamano, *wichasha wakan*, carismatico è semplicemente il Potere Universale dello Spirito, che pervade ogni cosa.

Tutto sta meravigliosamente in questa eterna Energia che, anche attraverso Mario, si compiace di manifestarsi tra noi.

[2] San Cirillo di Gerusalemme. Cfr. Tomás Spidlík, *Conosci lo Spirito?*, Edizioni Lipa, Roma 1997, p. 13.

Presentazione: chi è Mario Attombri

> "*Al suo servo Dio dice:*
> *'Ti ho preso per mano;*
> *ti ho formato e stabilito come Alleanza*
> *del popolo e luce delle nazioni,*
> *perché tu apra gli occhi ai ciechi'*".
>
> ISAIA 42,6-7

Non è stato facile "costringere" Mario a raccontare e a raccontarsi. Lui è un tipo schivo, silenzioso, di mezze parole. Di sé non ama parlare, tanto meno scrivere. Ha accettato di farlo, ma solo per avere l'occasione d'incoraggiare qualcuno a incamminarsi lungo il sentiero dello yoga, di *Yogarmonia*, una delle tante vie dello spirito.

La parola *yoga*, dalla radice sanscrita *yug*, *yog* (giogo), significa *unire*, *congiungere*, *legare insieme*. Per mezzo delle discipline yogiche l'uomo giunge a integrare il suo essere di materia e spirito e a unificarlo, nell'intento di congiungersi con la Fonte Suprema. Lo yoga non è solo una filosofia orientale di vita, una disciplina. Costituisce anche un metodo valido per ogni uomo della Terra che cerca l'unione con Dio; è uno strumento prezioso per riunirsi al Creatore. In questo senso lo yoga è sapienza universale.

Yogananda, maestro spirituale indù, precisa:

"Lo yoga non è una setta, ma una scienza universalmente applicabile, per il cui mezzo possiamo trovare il nostro Padre"[3].

A chi pratica yoga insieme a lui, Mario ripete: "Meditiamo su noi stessi, perché Dio è in noi. Guardiamoci l'un l'altro come divini. Incamminiamoci insieme, mano nella mano, con Lui in armonia, con amore e carità, lungo un sentiero che ci conduca tutti a una coscienza nuova, verso un'era migliore". E dice ancora: "Ognuno di noi è unico per Dio. Siamo divini, onnipotenti, liberi, eterni, perché il Divino è in noi. Egli è l'Alfa e l'Omega".

Mario è un uomo profondamente buono, buono come il pane. Conosce e vive la carità e la compassione; è sempre disponibile, leale,

[3] Paramahansa Yogananda, *L'eterna ricerca dell'uomo*, Edizioni Astrolabio, Roma 1980, p. 33.

rispettoso di tutti. È di una semplicità estrema. È onesto e, qualunque cosa gli accada, continua il proprio cammino senza guardarsi troppo intorno, come uno che non può permettersi di perdere tempo.

Sa coltivare l'umiltà. Conoscitore di erbe e piante, ripete a se stesso prima che agli altri: "Appena apri gli occhi, al mattino, preparati una bella tisana con tanta *erba umile* e bevila tutta, fino in fondo!".

Ha sempre vissuto e vive in modo riservato.

Fin da bambino – aveva poco più di quattro anni – ha avuto esperienze spirituali non comuni, stati di estasi mistica intensi e profondi, attraverso i quali ha compreso più in fretta di altri come e in quale direzione andare.

Vive nel mondo. Ma Dio l'ha *avocato* a Sé e consacrato attraverso i Suoi doni. Ha un suo cammino spirituale, è un mistico, con una incrollabile fede e confidenza in Dio.

Carismatico

> "*Dio effonderà il suo Spirito sopra ogni uomo*
> *e diverranno profeti i figli e le figlie;*
> *gli anziani faranno sogni e i giovani avranno visioni*".
>
> GIOELE 3,1-2

È un carismatico.

Carisma, dal greco, significa *dono, favore, grazia, missione.* I carismi vengono anche chiamati, da san Paolo[4], *manifestazioni particolari dello Spirito.*

La Chiesa antica era ricca di carismi. Oggi gran parte di quella moderna li ha mandati e li manda a farsi benedire. Infatti, una certa Chiesa attuale finge di ignorare carismi e carismatici. Accade perfino che numerosi "pastori" di questa certa Chiesa – che si illudono di essere pastori, ma che alla fin fine non sono altro che tanti don Abbondio – mettano tra le ruote dei carismatici bastoni di ogni genere.

Il Catechismo della Chiesa Cattolica del 1992, valido per tutti i cattolici del mondo, compresi questi "pastori", ha parole chiarissime per quanto riguarda i carismi. Li definisce "grazie dello Spirito Santo che direttamente o indirettamente hanno un'utilità per la Chiesa, per

[4] 1 Corinzi 12,7.

il bene dell'uomo, per le necessità del mondo"[5]. E cita espressamente anche il carisma di guarigione con queste parole: "Lo Spirito Santo dona ad alcuni un carisma speciale di guarigione, per manifestare la forza del Cristo risorto"[6]. Il Catechismo descrive anche come e da chi devono essere accolti: "I carismi devono essere accolti con riconoscenza non soltanto da chi li riceve, ma anche da tutti i membri della Chiesa"[7].

Maestro di *Yogarmonia*

> *"Il Padre che è in me compie le sue opere...*
> *...Anche chi crede in me compirà le opere che io compio e ne farà di più grandi..."*.
>
> GIOVANNI 14,10-12

Mario, maestro di *Yogarmonia*, è uno dei numerosi *segni dei tempi*, espressione usata nel Vangelo, quel Vangelo che lui vive nella sua vita quotidiana e che sa indicare a chi gli cammina a fianco.

Gesù ha rimproverato aspramente i Giudei perché non sapevano leggere i *segni dei tempi*[8].

Dallo Spirito ha ricevuto potere spirituale, saggezza, consiglio, conoscenza per intendere le realtà profonde e misteriose dell'uomo, della vita, della Natura, della Terra. Lo Spirito gli ha donato occhi aperti, senza i quali ogni sua conoscenza del corpo umano, di erbe, di yoga o di altre cose servirebbe a ben poco. Gli ha affidato la *doppia vista*, perché duplice è la realtà: naturale e soprannaturale, superficiale e profonda, manifesta e nascosta, macro e micro, umana e divina. Gli ha concesso dimestichezza con altre dimensioni, con le Sue dimensioni, e lui ne è divenuto canale, mediatore, mezzo, *traghettatore*. Ma la parola giusta è *servitore*.

Ha consapevolezza della missione che Dio gli ha affidato. Con umiltà l'ha accettata, con umiltà la svolge.

"Nessuno può prendersi qualcosa se non gli è stato dato dal cielo"[9].

[5] Catechismo della Chiesa Cattolica 799.
[6] Ivi, 1508.
[7] Ivi, 800.
[8] Giovanni 6,26.
[9] Ivi 3,27.

In lui, lo stato di meditazione yogica è continuo; il suo corpo conduce la vita normale nella dimensione terrena e il suo spirito si rapisce nello stato di beatitudine, di mistica *samadhi*[10]. La sua comunione col Divino non conosce interruzione.

È *guaritore spirituale*. È *uomo sacro-medicina*, poiché il Signore gli ha conferito il carisma di *guarire* corpo e spirito.

La *guarigione* è prima di tutto il risveglio della consapevolezza di essere *unito* con l'Unica Realtà, poiché è questa *la* trasformazione che ci porta a comprendere il significato della vita, a viverla con coscienza divina.

"È questo che s'intende nella Bibbia per 'essere guariti dai nostri peccati', perché un peccato è davvero una mancanza, una mancanza di conoscenza, uno stato di sonno e di oblio"[11].

Noi *sapienti* e *intelligenti* abbiamo dimenticato di essere uno con il Tutto, creato e creazione, uno con Dio Padre, nostro Creatore, così come lo eravamo nell'equilibrio e nell'armonia al principio dei tempi, nella Patria-Paradiso-Terrestre.

Mario ha voluto chiamare lo yoga che insegna *Yogarmonia*, poiché per mezzo della disciplina yogica è possibile ritornare alla nostra antica *Patria di Armonia e di Pace*.

Tiraossi

> "*Non li guarì né un'erba né un emolliente,*
> *ma la tua parola, o Signore, la quale tutto risana*".
> SAPIENZA 16,12

Al dono di guarigione e dell'arte del *tiraossi*, che ha avuto per grazia, Mario ha aggiunto in seguito lo studio. Ha frequentato l'Accademia Shiatsu e ne ha conseguito il relativo diploma di operatore shiatsu professionista. Lo shiatsu[12] – antica e consolidata terapia manuale – è la pratica che più si avvicina all'arte del *tiraossi*.

[10] Condizione di supercoscienza (v. Glossario).

[11] Reshad T. Feild, *Nati per guarire*, Edizioni Amrita, Torino 1996, p. 1.

[12] Lo shiatsu è un'antica tecnica orientale che cura attraverso il massaggio fatto con la pressione delle dita. Attraverso la pressione digitale, praticata su alcuni precisi punti del corpo, questa tecnica tende a riportare l'organismo a un "riequilibrio energetico". Lo shiatsu è tra quelle terapie cosiddette "non convenzionali" che attualmente vanno facendosi largo anche in Italia.

Lui fa il *tiraossi* anche attraverso il sentiero spirituale di *Yogarmonia*, lo yoga che va insegnando. Guaritore spirituale, sa *tirare gli ossi* del corpo, ma contemporaneamente ha anche il potere di scuotere lo spirito, di risvegliare nell'individuo la potenzialità divina, la forza spirituale, che giace assopita "attorcigliata come un serpente" nella profondità di ogni creatura.

Mario *cura* con la sua connaturata sacra conoscenza del funzionamento del corpo umano e delle erbe, che hanno il loro sacro potere di guarigione.

Servendosi della sua intuizione, egli considera la persona nella sua interezza: fisica, mentale, psichica, spirituale. Gli è sufficiente osservarla per comprendere, all'ombra dello Spirito, cos'è che in lei non funziona.

La malattia non è semplicemente *disarmonia* fisica, essa coinvolge la totalità dell'essere umano. Mario sa *curare* l'intero corpo nella sua misteriosa complessità; anche l'anima poi si sente meglio e insieme al corpo *guarisce*.

Egli è ben consapevole che i doni ricevuti sono *divini*, poiché ogni potere proviene *solo* dal Potere di Dio Padre e solo a Lui appartiene. Considera sacri i doni della Natura, di cui si serve anche per apportare guarigione. È a conoscenza del potere delle erbe officinali e delle piante, di tutte conosce le proprietà terapeutiche. Di ogni pianta e di ogni animale Mario si sente ed è *fratello*, secondo una comprensione del cuore, che la maggioranza degli uomini ha dimenticato oppure ignora del tutto.

Non ha orari. Se non ci fosse sua moglie Grazia, che con amore spesso è costretta a... "metterlo in riga", lui sarebbe sempre a totale servizio degli altri, si dimenticherebbe persino di mangiare e di dormire.

In tanti lo cercano e per le cose più disparate, piccole e grandi, per un consiglio di vita o un rimedio per i più diversi malanni. Ricorrono a lui per casi estremi, disperati, come a un'ultima spiaggia. Lui, con l'aiuto di Dio, dà in qualche modo una mano a tutti, così che *ognuno possa sempre portar a casa qualcosa.*

I frutti dei suoi carismi sono tanti e diversi. Ma lui non ne tiene alcuna documentazione, non riempie schede, tantomeno gli passa per la mente di fare statistiche.

Mistico

"Come la cerva anela ai corsi d'acqua,
così l'anima mia anela a te, o Dio.
L'anima mia ha sete di Dio, del Dio vivente:
quando verrò e vedrò il volto di Dio?
Le lacrime sono il mio pane giorno e notte,
mentre mi dicono sempre: 'Dov'è il tuo Dio?'".

SALMO 41,2-4

È un mistico. Sa *piangere per Dio*. "Come puoi pensare di credere in Dio se non hai mai pianto per Lui?!", dice. E piangere per Dio vuol dire averne sempre sete.

Di sé dice solamente: "Sono un mistico che attraverso l'insegnamento delle discipline yogiche si prende cura, come un fratello maggiore, di chi è alla ricerca del vero scopo della vita e dell'armonia col Tutto, di chi è alla sincera ricerca del Signore".

Non predica nuove religioni, né ha fondato una setta o un movimento.

A chi *cerca*, egli semplicemente ricorda l'Unica Verità, indica il sentiero che conduce a Essa. Una verità universale, dunque, prezioso patrimonio interiore di tutti i popoli del mondo, di ogni essere umano del Pianeta. È quella verità che compare in tutte le Scritture rivelate ed è stata espressa da tanti grandi illuminati della storia.

È uno che ha conservato un cuore bambino. Sa inginocchiarsi per Terra e rivolgersi al Cielo.

Attraverso il suo *Yogarmonia*, indica a riscoprire in sé il seme d'oro dell'origine, il Sé, l'anima divina.

Giovanni Evangelista nella sua prima lettera scrive:

"Chiunque è nato da Dio non commette peccato, poiché un seme divino dimora in lui..."[13].

E nelle Upanishad[14] sta scritto:

"Questo *Atman* [Anima] dentro il mio cuore è più piccolo di un grano di riso o di frumento, di un seme di senape o di un grano di miglio o del germe di un grano di miglio. E, tuttavia, questo *Atman* dentro il mio cuore è più grande della Terra, più grande delle Regioni intermedie, più grande dei Cieli... Questo *Atman* dentro il mio cuore è il *Brahman* [l'Assoluto] stesso"[15].

[13] 1 Giovanni 3,9.
[14] Antichi testi dell'Induismo.
[15] Chandogya Upanishad III, 14,3-4.

Guru occidentale

> "*Ma voi non fatevi chiamare 'rabbi',*
> *perché uno solo è il vostro maestro e voi siete tutti fratelli.*
> *...E non fatevi chiamare 'maestri',*
> *perché uno solo è il vostro Maestro, il Cristo*".
> MATTEO 23,8

Il Signore ha voluto farlo nascere con i Suoi carismi proprio qui, in questo angolo di Occidente, perché accompagnasse numerosi cristiani sul sentiero di uno yoga adatto a loro.

Tutte le vie portano a Dio e con *Yogarmonia* Mario sta oggi conducendo tanta gente sul sentiero della mistica. Attraverso lo yoga è riuscito a smuovere molti cuori, anche di pietra, e a far breccia là dove altri non erano riusciti.

Come maestro di yoga è abbastanza... atipico. Non ha mai cercato, né cerca, di fare proselitismo e nemmeno va a caccia di nuovi "discepoli". Anzi, con i suoi modi... goliardici, – ma in realtà sono i metodi dei maestri sufi, miranti a destabilizzare chi ha voglia solo di perdere tempo – spesso gioca dei bei tiri a tanti "aspiranti *cercatori*".

"Lo faccio di proposito – dice sorridendo –. Talvolta ricorro a... sparate e perfino a trivialità. Così, quella gente che si ferma solo alla superficie scappa subito via, scandalizzata, domandandosi dov'è mai capitata e che razza di matto io sia! Ma a chi *cerca* sinceramente, tutto questo non fa né caldo né freddo: sa andare oltre le apparenze. Comportandomi così, tanti rompiscatole perditempo se ne vanno e mi lasciano in pace!".

Mario è un *guru.*

Molto spesso questo termine viene usato a sproposito, oppure in senso ironico o addirittura dispregiativo.

Guru (dal sanscrito: *gu*, "tenebre", e *ru*, significa "ciò che dissipa") è "colui che dissipa le tenebre". Nella tradizione indù, viene denominato *guru* il maestro spirituale, un illuminato, che affianca il discepolo ricercatore del Divino.

Con *Yogarmonia*, il *guru* veneto Mario indica come *dissipare le tenebre*, come ristabilire il nostro legame con Dio Creatore e la perduta intimità con Lui; aiuta a ristabilire l'armonia dell'origine e a ritrovare la Patria Armonia.

Guaritore spirituale, accoglie "pazienti" con armonie perdute e li aiuta a restaurarle in sé, ad accordare il proprio spirito, il corpo, l'anima in modo che ritrovino il loro equilibrio e vibrino all'unisono.

Il *nay*[16] e il suo Suonatore

> "*Vi abbiamo suonato con il flauto*
> *una musica allegra*
> *e voi non avete ballato*".
>
> LUCA 7,32

Per sé non vuole né etichette, né definizioni. Quando, durante i suoi corsi di yoga, qualcuno gli chiede chi pensa di essere, con semplicità lui si presenta così: "Sono solamente un *flauto* al servizio del Divino. Se Lui vuole, può soffiare attraverso di me la Sua musica e diffondere quaggiù la Sua armonia". Oppure: "Sono un *postino* al quale Dio ha voluto dare l'incarico di recapitare buste...".

E dice ancora: "Dio ha voluto affidarmi i Suoi doni, dei poteri che solo a Lui appartengono. Mi sono semplicemente messo a disposizione del mio Signore, come Lui mi ha *mandato*, con il cuore, prima di ogni altra cosa, e con tutta la carità che mi è possibile. E, come non si stancava mai di ripetere san Francesco di Assisi, mi piace pensare che: 'Ognuno è quello che è agli occhi di Dio, e niente più!'".

Omino del fuoco e dei lampioni

> "*Se il tuo corpo è tutto luminoso,*
> *senza avere alcuna parte nelle tenebre,*
> *tutto sarà luminoso,*
> *come quando la lucerna ti illumina*
> *con il suo bagliore*".
>
> LUCA 11,36

Un tempo, i lampioni ai lati di ogni strada erano a gas, a olio o a petrolio. E c'era un *omino del fuoco e dei lampioni* il quale al tramonto, quando il buio scendeva, se ne andava di strada in strada ad accenderli o a risvegliarli.

In quelli a gas, del tutto spenti, avvicinava al loro beccuccio il suo lungo bastone di bambù alla cui sommità il fuoco ardeva. Ed ecco che a quel tocco... zac! La fiamma incominciava a vibrare nell'intensa oscurità della notte.

[16] Il *nay* è il flauto che viene suonato durante la cerimonia dello *zikr*, in ricordo di Allah.

Nei lampioni a olio o a petrolio, nei quali la fiammella sembrava spenta, ma invece sotto, sotto covava, l'omino alzava di poco lo stoppino, il *paero* come si dice in dialetto veneto. Lo ripuliva, gli dava qualche indispensabile spuntatina, se era necessario aggiungeva un po' di olio o di petrolio. E anche qui ecco che, a quel tocco prodigioso, la tremula fiammella riprendeva ossigeno ed energia, si risvegliava, ricominciava a palpitare e sfavillare.

E questa piccola grande magia si ripeteva nel buio di ogni notte: al passare di questo *omino* tutto si illuminava.

Mario con il suo *Yogarmonia*, simile a un antico *omino del fuoco e dei lampioni*, ravviva nei cuori il Fuoco dello Spirito.

"Non spegnete lo Spirito!"[17], dice san Paolo.

"Mentre la lampada interiore dei gioielli è ancora accesa, affrettati a spuntare lo stoppino e a rifornirla d'olio"[18].

Gesù ci rammenta:

"Voi siete la luce del mondo!".

E di sé dice:

"Sono venuto a portare il Fuoco sulla terra!".

La Chiesa da secoli canta:

"Vieni, Spirito Santo Creatore, e accendi in noi il *fuoco* del tuo amore".

Albero

> "*Se prendete un albero buono, anche il suo frutto sarà buono;*
> *se prendete un albero cattivo, anche il suo frutto sarà cattivo:*
> *dal frutto infatti si conosce l'albero*".
>
> MATTEO 12,33

Mario ricorda l'albero. Un albero simile a una grande quercia – come tante ce n'erano un tempo nelle campagne venete – profondamente radicata, con i rami protesi verso l'alto, quasi a unire Terra e Cielo. Un albero forte, sul quale batte splendente il Sole e il Ven-

[17] 1 Tessalonicesi 5,19.

[18] Maulânâ Jalâl Ud Dîn Rûmi, cit. in: Idries Shah, *I Sufi*, Edizioni Mediterranee, Roma 1990, p. 126.

to soffia. E sotto la cui ombra molti viandanti, e sono numerosi ormai, attingono ristoro, *guarigione*.

O un albero come quello che descrive il profeta Daniele:

"Grande, robusto, la sua cima giungeva al cielo... I suoi rami erano belli e i suoi frutti abbondanti e vi era in esso cibo per tutti"[19].

Oppure quello di cui parla il Salmo 1:

"[Il giusto] sarà come un albero piantato lungo corsi d'acqua, che darà frutto a suo tempo e le sue foglie non cadranno mai..."[20].

Oppure, specialmente davanti alle difficoltà che sul suo cammino inevitabilmente incontra, l'albero di Geremia:

"Benedetto l'uomo che confida nel Signore e il Signore è la sua fiducia. Egli è come un albero piantato lungo l'acqua... non teme quando viene il caldo... nell'anno della siccità non intristisce, non smette di produrre i suoi frutti"[21].

Cavallo

"*Scalpita felice nella valle... non conosce la paura ...né retrocede dinanzi alla battaglia*".

GIOBBE 39,20

Mario ricorda il cavallo. Un animale nobile, presso alcuni antichi popoli considerato sacro (gli indiani nativi americani lo hanno chiamato *sunka wakan*, cane *sacro*). Un destriero libero, figlio del Vento, che percorre una prateria che vorrebbe senza recinti né confini, in armonia e in pace. Che nel suo cuore nutre un profondo amore per tutto quanto lo circonda e per quel Vento, che sente soffiare su di lui, su tutto, e su ogni prateria del mondo.

O un cavallo come quello bianco dell'Apocalisse, segno di vittoria:

"Poi vidi il cielo aperto ed ecco un cavallo bianco; colui che lo cavalcava si chiamava 'Fedele' e 'Verace'; egli giudica e combatte con giustizia"[22].

Oppure a uno dei cavalli, messaggeri celesti, di cui parla Zaccaria:

"Essi sono coloro che il Signore ha inviato a percorrere la terra"[23].

[19] Daniele 4,7-9.
[20] Salmo 1,3.
[21] Geremia 17,7-8.
[22] Apocalisse 19,11-20.
[23] Zaccaria 1,8 ss.

LIBRO PRIMO

Infanzia e giovinezza

1. Capobanda e *zaghetto*

> *"Hai tenuto nascoste queste cose ai sapienti e agli intelligenti*
> *e le hai rivelate solo ai piccoli"*.
>
> MATTEO 11,25

Non sono né *sapiente*, né *intelligente*

Mi è difficile parlare di me, della mia esperienza spirituale e della mia *avventura* di vita.

Io non sono né *sapiente*, né *intelligente* e, se non bastasse, ho poca dimestichezza con la lingua italiana! Mi viene sempre spontaneo e più facile parlare nel mio dialetto veneto, lo uso molto spesso anche durante i miei corsi di *Yogarmonia* e non sempre tutti riescono a capirmi!

Il fatto che uno accetti di svelare profondità del proprio animo, esperienze particolari e anche misteriose che lo riguardano, suscita quasi sempre nei *sapienti* e *intelligenti* le opinioni e i sentimenti più diversi, compresi quelli di diffidenza e di ostilità.

Da parte mia, ho il massimo rispetto per tutte le opinioni.

L'esperienza spirituale di ciascun individuo è personale, unica, soggettiva. Non può essere sezionata da altri con nessun tipo di bisturi, né posta sotto vetrino per venire analizzata. Non pretendo venga compresa. La metto semplicemente a disposizione di chi vorrà in qualche modo servirsene. E forse, chissà, incamminarsi insieme a me sul sentiero di *Yogarmonia*.

Infanzia e famiglia

Sono nato in un piccolo paese del Veneto, il 19 novembre 1947.

Mi hanno chiamato Mario, in onore della Vergine Maria alla quale tutti in casa mia, e specialmente il nonno, erano devoti.

La mia era una famiglia patriarcale di contadini: mamma, papà, una sorella, nonni, zii. Gente semplice, religiosa al modo tradizionale, casa, chiesa, famiglia e... *tuttopeccato*, cioè tutto il resto era peccato.

Allora, il poco era regola fondamentale di vita. A tavola, un pollo doveva bastare a sfamare quindici persone. Solo il lavoro era tanto e ce n'era per tutti. A noi bambini veniva predicato che le cose più importanti nella vita erano il ricordo continuo di Dio, il lavoro, l'onestà. Mi è stato insegnato a dare valore alle cose essenziali.

I miei non avevano avuto la possibilità di frequentare tante scuole; lo studio era in quegli anni privilegio di pochi; io stesso mi son fermato alle scuole medie.

Erano gli anni difficili del dopoguerra, duri per noi come per tutti. Si lavorava dall'alba al tramonto, era ben poco il tempo libero, e anche quello da dedicare ai propri figli. Fin da bambino ho imparato a essere responsabile, a badare a me stesso, a ricorrere all'aiuto dei miei solo per le cose indispensabili e a non dare loro troppe preoccupazioni. Crescevo in modo abbastanza autonomo. In un piccolo paese di campagna non c'erano allora grossi pericoli per un bambino. Stavo sempre a contatto con la Natura, dalla quale apprendevo moltissime cose.

Da mio padre, che per sette anni fu soldato in guerra senza mai provare odio o uccidere *nemici*, ho imparato che l'uomo non è mai nemico dell'uomo: tutti siamo fratelli.

Da mia madre ho appreso la devozione. Mi parlava della Vergine, Madre di tutti; del Figlio Suo Gesù, fratello di ogni uomo; del Vangelo, per il quale siamo tutti creature e figli di Dio Padre, che si manifesta in tutto.

Se Dio mi era Padre, io con Lui avevo una familiarità semplice, gioiosa. Di Lui mi potevo fidare, con l'abbandono di un bimbo. Non era lontano, isolato lassù nell'infinito, ma vicino, nel mio cuore, sempre pronto a prendermi per mano. Il mio dialogo col Signore era confidenziale e continuo. Posso dire che nella mia vita è sempre stato Lui a muovere tutti i miei passi.

La fede in Dio è semplice se si mantengono il cuore, la fiducia e le convinzioni di un bambino!

Un bambino come tanti

In casa mia erano profondamente credenti e anche molto osservanti. Da quando ho avuto l'uso della ragione, mia madre mi costringeva con le buone o con le cattive, perché tutte le volte sbuffavo e brontolavo, ad andare alla *Messa prima*, ogni mattina, d'estate e d'inverno!

Fino a cinque anni sono cresciuto come tutti gli altri bambini del paese, frequentando la parrocchia, dove la mamma mi mandava spesso per giocare, così poteva starsene un po' tranquilla e dedicarsi in pace alle sue faccende.

Andavo *a dottrina*, cioè studiavo il catechismo, ma ricordo che facevo sempre troppe domande: perché Dio aveva creato noi e il mondo, perché la sofferenza, perché la morte, e perché questo e quello... Le risposte non sempre tacitavano i miei perché. Più tardi, ho frequentato anche l'oratorio.

Dai cinque ai dieci anni ho fatto il chierichetto, *zaghetto* come si dice in dialetto veneto, al mio parroco, don Antonio Bordignon.

Ero un bambino sveglio, creativo, sensibile. Crescendo piuttosto libero, imparai presto a sbrigarmela da solo. A scuola non sono mai stato un gran "secchione". La mia infanzia, anche se molto semplice, è trascorsa serena. Avevo un carattere allegro, mi piaceva – e mi piace – ridere di ogni cosa, ero curioso di tutto e, come ogni bambino del mondo, talvolta facevo arrabbiare i miei genitori.

Mi piaceva vivere all'aperto e non avevo il tempo di annoiarmi. Provavo uno sconfinato amore per ogni aspetto della Natura, dalla quale riuscivo costantemente ad attingere nuovi interessi, continui stupori e insegnamenti. Con lei avevo stabilito un rapporto di intimo contatto e ci comprendevamo perfettamente! Me ne andavo in giro per i campi a osservare piante, fiori, animali, insetti e tutto il resto e sempre con una grande voglia di scoprire, di vedere, di sentire, d'imparare... La Natura era per me tutta viva e costituiva un mondo interessante e imprevedibile. La rispettavo profondamente, la sentivo vivere e vibrare in modo sacro, comunicare con me, respirare, palpitare.

Mi piaceva tanto giocare a pallone, ma ogni occasione era buona per inventarmi un nuovo gioco. Non avendo a disposizione che pochi giocattoli, li costruivo con le mie mani. Più di ogni altra cosa, però, amavo andarmene a pescare con la mia barchetta, lungo il tranquillo fiumiciattolo che costeggia le case del paese e i campi intorno. A quel tempo questo era il divertimento preferito di molti bambini – anche piccoli come me – e non era affatto pericoloso, era più o meno normale come andare in bicicletta. In barca, io mi sentivo ancor più a diretto contatto con la Natura.

Giochi pericolosi

Di amici ne avevo parecchi. Ero un ragazzino abbastanza vivace e forse anche un po' di più dei miei compagni; ero sempre io a fare da *capobanda* e a guidarli verso spericolate avventure. In mia compagnia stavano volentieri ed erano sempre pronti a seguirmi in tutti i giochi che io inventavo.

D'inverno, si andava a slittare sul ghiaccio dentro ai fossi che qualche volta, e proprio sul più bello, si rompeva... D'estate, nelle prime calde ore del pomeriggio, quando la maggior parte della gente riposava, ci divertivamo a fare le nostre *spedizioni* nei campi dei vicini per rubare frutta, poiché – strano ma vero – era sempre più buona della nostra! Talvolta, con infantile incoscienza, sfidavamo insieme piccoli grandi pericoli, ma ne siamo sempre usciti tutti, e fortunosamente, con teste e ossa abbastanza intatte!

Ricordo un gioco che più degli altri ci attraeva, senza che noi ci rendessimo conto di quanto fosse pericoloso.

A quel tempo, sparsi nelle campagne, si trovavano ancora numerosi ordigni bellici, tragici strumenti di morte, residuati ed eredità di una guerra da poco conclusa. Noi bambini ci divertivamo a raccogliere quella specie di cinturoni-cartuccere, pieni di bossoli da mitragliatrice. Li adagiavamo accuratamente sulle rotaie della ferrovia che correva lì vicino. Mettendo l'orecchio sul ferro del binario, avvertivamo in lontananza l'avvicinarsi del treno. Veloci come lepri, andavamo a nasconderci, distesi, lungo le rive che fiancheggiavano i binari, rannicchiati e con le teste basse. Quando le ruote sferraglianti passavano sopra i bossoli... era tutto un fantastico scoppiettare, simile a quello dei fuochi d'artificio, nei giorni di sagra del paese!

Se ci penso oggi, quasi mi vengono i brividi. Ma allora ci sembravano soltanto divertenti bravate. Per fortuna non successe mai nulla di grave, né a noi, né al treno!

2. Un insolito invito a *giocare*

> *"Chiunque diventerà piccolo come*
> *questo bambino,*
> *sarà il più grande nel regno dei cieli"*.
>
> MATTEO 18,4

Tintinnio di campanelli

Non avevo ancora compiuto cinque anni quando, per la prima volta, ebbi un'estasi mistica.

Era un freddo pomeriggio d'autunno, quasi al tramonto. Me ne stavo tranquillamente a pescare dietro casa, sulla mia barchetta marrone, lungo il fiume calmo come uno stagno. La barca costituiva per me un rifugio; ero libero e solo, su quel fiume che amavo e che mi era amico.

Improvvisamente, "sentii" nel cuore e nella testa una specie di tintinnio di campanelli e poi vidi il sole, basso all'orizzonte, ruotare su se stesso. Mi sentivo rapito in un vortice mentre intorno a me pian piano tutto scompariva. Pensai a un malessere. Malgrado fossi molto piccolo, ero tuttavia abbastanza assennato, perciò mi distesi subito sul fondo della barca.

Mi ritrovai fuori dal corpo. Dall'alto, lo vedevo disteso dentro alla barchetta, ma non me ne preoccupavo affatto. *Io* stavo placidamente "altrove", in una serenità totale, immerso in un'indescrivibile Luce, in una beatitudine divina.

Fu quella la prima volta in cui udii *parlarmi* il mio Spirito Guida, la mia Voce interiore, che in seguito mi avrebbe costantemente accompagnato e ispirato nel corso di tutta la vita.

Non so per quanto tempo rimasi *lì*, a dialogare con quella Voce. Avevo la consapevolezza di conoscerla da sempre, era come se avessi incontrato di nuovo qualcuno che già conoscevo. Le sue parole non mi giungevano come una rivelazione, da qualche parte dentro di me "sapevo" già quello che mi diceva: "*Da questo momento incomincia il tuo cammino spirituale... Dio ti ha concesso dei doni... Da qui inizia la tua vita mistica...*".

Devo per forza usare termini come *parole*, *udire*, *parlare*, *dire*... anche se non sono appropriati, solo così mi è possibile in qualche modo descrivere ciò che provavo in quei momenti.

Non mi rendevo conto di dove potessi trovarmi, né sapevo chi mi parlasse o da dove quella Voce provenisse. Avvertivo comunque che mi era del tutto familiare. Ma nemmeno mi ponevo domande. Mi stava accadendo qualcosa che sentivo meraviglioso e che, anche in seguito, non mi avrebbe stupito affatto. Accadeva e basta.

In realtà, né quella prima volta né più tardi – per lo meno nei primi anni – provai curiosità o mi posi interrogativi. Vivevo l'esperienza in modo naturale, ne prendevo atto, tutto qua. Una reazione del tutto normale, penso, in un bambino così piccolo.

Giocare per Dio

Quella prima volta lo Spirito Guida, la mia Voce interiore, mi disse anche che mi avrebbe seguito sempre, che avrei dovuto ascoltare i suoi insegnamenti, metterli in pratica. Attraverso di lei appresi che Dio desiderava prendessi parte al Suo *gioco sulla Terra...* che Lo *aiutassi nel condurre uomini a Lui...* che *indicassi loro la Sua Via...*

Poi quella "sensazione", così come era arrivata, delicatamente e dolcemente svanì. Man mano che rientravo nel mio corpo e che mi riprendevo, o meglio, che ne riprendevo possesso, sentivo come se il tempo si fosse fermato. E mi trovai di nuovo sdraiato sul fondo della mia barchetta.

Ero felice, immerso in un mare di serenità e di gioia. Tra me e me rimuginavo su quanto mi fosse accaduto. Ma certo che avrei potuto *aiutare* Dio nel Suo *gioco sulla Terra*, se Lui aveva pensato tutto questo e se gli piaceva *giocare* proprio con me! Era amico mio; lo conoscevo bene, andavo in chiesa e facevo anche lo *zaghetto*!

A colpirmi però non era tanto quel *condurre gli uomini... indicare loro la via...* e tutto il resto che avevo appreso dalla Voce. Avrei sempre potuto condurli, che ne so, con la mia barchetta! Quello che invece catturava la mia fantasia era, in primo luogo, il *gioco* divino. E il pensiero di *giocare* con Dio faceva galoppare la mia infantile immaginazione. *Giocare* con Lui doveva essere parecchio più divertente che giocare con quei soliti miei amici! Con Dio sì che avrei potuto giocare dalla mattina alla sera, tanto a scuola ancora non ci andavo! E pensavo ancora: "Che bello, mi devo tener pronto per *giocare* con Dio!".

In secondo luogo mi colpiva quell'*aiutare* Dio. Non mi chiedevo *come*, ma anche questa mi sembrava una gran bella cosa, non solo, mi faceva sentire importante!

Legai la mia barchetta a un albero e mi diressi tranquillamente verso casa. Era quasi l'ora di cena e il mio piccolo stomaco brontolava per la fame. A casa non parlai con nessuno di quanto mi era accaduto, primo perché non avrei saputo da che parte incominciare; secondo perché avevo un po' di timore di qualche reazione da parte dei grandi, che ne so, magari qualche sgridata. Preferii perciò tenere tutto per me. Ero così felice! Dopo cena, andai a dormire e... crollai addormentato profondamente, proprio come un bambino di cinque anni!

Ora sì che avevo un gran bel segreto da custodire! E sentivo che avrei dovuto tenerlo per me, come facevo spesso con altri piccoli, grandi miei segreti. Il nascondiglio di una serpe, per esempio, che spesso andavo a trovare e con la quale eravamo diventati tanto amici da intenderci perfettamente. Ma se la mamma lo avesse scoperto? Chissà che avrebbe fatto o detto? Probabilmente sarebbe morta di paura! Oppure un nido di quaglia, pieno di uova, che io tenevo sotto controllo per proteggerlo da tutti, compreso il gatto di casa, e dalle faine o dai falchetti. Insomma, un bambino ha sempre un bel daffare per difendere i suoi segreti!

In sacrestia, lungo disteso come un baccalà

Di quella *mia prima volta* non parlai con nessuno, neppure avevo intenzione di farlo in seguito. Un giorno però...

Circa tre, quattro mesi più tardi mi trovavo nella chiesa del paese. Era di mattino presto. Come tante altre volte facevo da *zaghetto* al parroco, don Antonio Bordignon, che stava celebrando Messa. Vi assistevano solo poche, sparute vecchiette vestite di scuro, appollaiate sui primi banchi, nere e bianche come rondini.

Ad un tratto avvertii dentro di me quella specie di strano tintinnio di campanelli. Ogni cosa prese a girare, mi sembrava di star seduto in cima a una trottola. Mollai tutto e scappai di corsa in sacrestia. La mia fuga precipitosa non preoccupò più di tanto don Antonio, che si accontentò di lanciarmi una delle sue severe occhiatacce e probabilmente pensò che dovevo correre al... gabinetto. Feci appena in tempo a rifugiarmi nella penombra della sacrestia, mi sdraiai per terra e via... *partii* una seconda volta.

Uscito dolcemente dal corpo, mi ritrovai immerso nella Luce indescrivibile e nella beatitudine più completa. Mi sentivo sollevato *altrove*, ero in una dimensione che avvertivo divina, avevo la vera esperienza del divino. Ero in comunicazione, in fusione con Dio.

Era come *un far ritorno a Lui*, ma, allo stesso tempo, un essere immersi in qualcosa, non lo so... forse in un oceano infinito... da cui in realtà non ci si è mai distaccati. E udii di nuovo la Voce.

Lì conoscevo cose che non potevo conoscere, ma che – non so come – conoscevo da sempre. Comprendevo ogni cosa, non l'apprendevo.

Don Bordignon, finita la Messa, rientrò in sacrestia. E mi trovò lì, lungo disteso sul pavimento, pallido e rigido come un baccalà! Quando mi ripresi, era accanto a me, per niente stupito, in lui avvertivo solo tranquillità e dolcezza. Ricordo il suo volto sorridente e sereno dal quale mi sentii immediatamente rassicurato.

Dovetti perciò confidarmi e incominciai a raccontargli ogni cosa, senza alcuna difficoltà, perché don Antonio capiva tutto e prima ancora che mi dilungassi in tante descrizioni!

Non fece alcun commento. L'unica cosa che mi disse nel suo modo burbero fu: "Ora che lo so io, non occorre che tu vada a raccontare niente a nessuno. Sappi custodire sempre per te questi tuoi segreti!".

Da quel giorno in poi condivisi col parroco il "mio segreto", e soltanto con lui. Don Bordignon, da parte sua, incominciò a occuparsi della mia "istruzione". Sotto la sua guida, iniziò da allora il mio "addestramento".

Prima di tutto decise di intensificare la mia... "carriera" di *zaghetto*: in questo modo avrebbe potuto tenermi accanto a sé, sotto controllo, e seguirmi. Poi lo dovevo affiancare il più possibile nelle sue varie funzioni pastorali. Comunicò inoltre a mia madre che "*siccome sapevo tutto come quelli di sette anni*", aveva deciso di darmi la Prima Comunione in anticipo (a quel tempo si prendeva a sette, otto anni). Sosteneva che, anche se avevo appena cinque anni, ero già ben preparato e pronto e potevo fare la Comunione prima degli altri bambini.

Cominciai perciò a frequentare il precatechismo e il catechismo. E a cinque anni e mezzo feci la mia Prima Comunione.

"*Stattene sempre zitto!*"

Fin da quel giorno in sacrestia sentii di avere in don Antonio un amico e, in un certo senso, un complice amorevole. Tutto sarebbe rimasto tra noi due.

Ricordo la sua prima raccomandazione: "*Stattene sempre zitto!*", mi disse, e me lo ripeteva sempre. "Non confidarti con nessuno, la gente non può capire, *tuti i stracapisse* (tutti fraintendono). Se racconti qualcosa di quanto ti accade, potrebbero pensare che dai i numeri, oppure che sei matto o malato. Tieni ogni cosa sempre per te. La vita spirituale è il più grande segreto che abbiamo. Abbi fiducia, vedrai che un domani arriverà qualcuno (e don Antonio, che *vedeva avanti*, si riferiva all'incontro che avrei fatto, verso i quattordici anni, con colui che sarebbe diventato il mio *guru*) che saprà illuminarti su tante cose che ora sembrano confuse. Intanto cercherò di farlo io, ma io sono troppo vecchio". Così mi diceva, anche se lui vecchio proprio non lo era!

Un giorno però, disattendendo ai suoi consigli, mi scappò di accennare qualcosa di quanto mi accadeva ai miei soliti amici. In fondo mi pareva anche naturale e giusto. Avevamo tutti gli stessi interessi, nessun segreto e tra noi si parlava di ogni cosa. Forse fui spinto a parlarne con loro soprattutto per verificare se fosse vero quanto don Antonio mi diceva, cioè che le mie esperienze non erano cose comuni a tutti! Ma quando mi resi conto che i miei compagni di giochi non capivano nemmeno lontanamente di che cosa io stessi parlando, lasciai definitivamente perdere l'argomento.

Perciò, in seguito misi diligentemente in pratica il consiglio che don Bordignon mi dava ogni volta che gli raccontavo le mie esperienze: quello di starmene zitto con tutti.

"Io ti starò sempre vicino – mi rassicurava il mio parroco –, ti seguirò e camminerò insieme a te. Se qualcuno ti dovesse, per caso, sorprendere in uno dei *tuoi momenti*, non ci sarà bisogno che racconti nulla. Tu stai sempre tranquillo. Non aver timore di nessuno e di niente, perché io, anche se ti dovessero portare dal medico, o se addirittura un giorno tu finissi in ospedale o chissà dove, mi precipiterò a prenderti. Ci penserò io, che sono il tuo parroco, a rassicurare tutti, medico e genitori compresi!".

A quei tempi in un paese il parroco aveva più autorità di tutti, anche più del medico condotto!

Se ci penso, dev'essere stato un disegno della Provvidenza a far sì che a trovarmi lungo disteso sul pavimento, quel mattino di buonora in sacrestia, fosse proprio e solo don Bordignon. Oppure, chissà?... Fu un'immensa fortuna. Ma del resto, in certi casi, che cos'è la fortuna se non quella forza irresistibile che ci mette sempre nelle condizioni migliori per poter essere fedeli alla promessa della nostra vita?

E se per caso non fosse stato il mio parroco a scoprire per primo *il mio segreto*? Come sarebbe stata la mia vita?... Probabilmente sarei stato sottoposto a mille controlli, condotto da specialisti, da psicologi, i quali mi avrebbero diagnosticato, che ne so, una qualche malattia mentale. Le mie estasi mistiche sarebbero state scambiate magari per disturbi epilettici o roba del genere e poi curate come tali.

Il Signore sa sempre e meglio di noi quello che deve fare.

Comunque, don Antonio sapeva bene che *tuti i stracapisse*. Difficilmente le mie esperienze potevano venir comprese. E così mi proteggeva. Sono certo che se lui non mi fosse stato accanto, quasi come una chioccia, molto probabilmente avrei fatto anch'io la stessa fine che fanno, o che hanno rischiato di fare, tanti individui con esperienze del genere.

In tutti questi anni diverse persone con esperienze o manifestazioni simili alle mie sono ricorse al mio aiuto. E tante volte anche per evitare di finire rinchiuse in cliniche per malati mentali. Ho conosciuto parecchia gente che ha dovuto subire, o che ha rischiato di subire, questo tipo di violenza.

La scienza medica, di fronte a *casi* insoliti, spesso non riesce a fare diagnosi. Non conoscendo la vera origine di *certi fenomeni*, brancola nel buio. Non tiene conto di misteriose realtà spirituali o di dimensioni trascendenti, perciò facilmente crede di trovarsi di fronte a fenomeni patologici, a personaggi bizzarri, a folli visionari.

All'altro estremo c'è la credulità popolare, che talvolta arriva a ipotizzare che potrebbe trattarsi anche di spiriti maligni. A questi "pazienti" vengono allora consigliati esorcisti, anche quando di maligno proprio non c'è nemmeno l'ombra.

Si sono rivolte a me, per avere aiuto, anche persone che avevano iniziato un cammino yogico, ma che non erano seguite da un *guru*, da un maestro spirituale. Non mi stancherò mai di ripetere che lungo il sentiero dello yoga è indispensabile camminare a fianco di un vero maestro di yoga. Oggi sono numerosi i sedicenti "maestri di yoga", improvvisati o quasi. Un conto è essere un semplice animatore di yoga, ben diverso è essere un maestro di yoga, un *guru*.

Questi "improvvisatori" il più delle volte non riescono a comprendere – figuriamoci poi a tenere sotto controllo – alcune condizioni che si possono normalmente verificare quando la pratica dello yoga coinvolge gli strati psicofisici più sottili, complessi e delicati di un individuo. Non le comprendono, né le possono comprendere, poiché non ne hanno esperienza personale, diretta. Perciò alcuni sottovalutano, e imprudentemente, certi stati fisici che talvolta, durante la pratica dello yoga, si possono manifestare (come, per esempio, variazioni improvvise del battito cardiaco e della respirazione, oppure altre sensazioni fisiche).

Succede che manifestazioni particolari, come per esempio esperienze mistiche extra corporee, visioni, ecc., vengano interpretate come deviazioni patologiche.

Perciò, a causa di impreparazione o di ignoranza, e sia di maestri improvvisati che di discepoli superficiali, a certe persone capita di non raggiungere alcuna meta. Malgrado la loro energia spirituale (anche se soltanto a livello pranico, poiché senza la benedizione del *guru* la *Kundalini* dorme!) sia stata prodigiosamente risvegliata.

Accade anche che alcuni ricercatori sulla via dello yoga, impauriti da manifestazioni insolite, abbandonino tutto, convinti di trovarsi completamente fuori strada. E così, inconsapevolmente, gettano via pietre preziose, messe sul loro cammino spirituale, convinti che si tratti solo di pezzi di vetro tagliente, pericoloso e incontrollabile, che può arrecare loro danno.

Per noi occidentali la via sul sentiero dello yoga è ancora difficile e piena di insidie, specie per quei molti che la seguono in modo superficiale o soltanto per una pura questione di moda.

Ma i veri maestri non mancano. *Quando l'allievo è pronto, il maestro appare.*

Il mio unico problema: nascondermi

Quand'ero bambino, una delle raccomandazioni di don Bordignon era anche questa: "Quando senti il suono dei tuoi campanelli, vatti a nascondere in qualche luogo solitario, lontano da tutti, e anche dai tuoi amici!".

E poiché quella specie di tintinnio interiore io lo avvertivo con un certo anticipo rispetto all'estasi, ogni volta avevo tutto il tempo per appartarmi in qualche posto tranquillo, magari dentro la mia barchetta o in mezzo ai campi.

In quel periodo il mio unico, vero, grande problema era soltanto questo: avere il tempo di nascondermi alla vista dei miei amici, perché non mi mollavano un istante! Quando sentivo arrivare il suono dei campanelli, dovevo cercare sempre una nuova scusa, affinché non mi seguissero e mi lasciassero in pace. Sembra facile trovare un nascondiglio quando si abita in campagna, ma qualche volta per me era difficile e perfino faticoso. Alla fine, però, riuscivo sempre a seminare tutti!

In famiglia il problema non si poneva. Non badavano tanto a me. Mio padre e gli altri familiari, a causa del lavoro, se ne stavano fuori gran parte della giornata; mia madre era costantemente occupata nelle sue faccende domestiche; mia sorella era più piccola di me e non ci voleva niente a depistarla.

Oltre a don Bordignon, a vedermi in stato di estasi mistica fu soltanto la mia prima maestra delle elementari, che ricordo come una signora dolce e buona.

Frequentavo la prima classe quando un giorno, a scuola, ebbi una delle mie esperienze mistiche. In quel momento ero appartato, mi vide perciò solo la maestra. Quando mi scoprì, rimase un po' scossa, ma non più di tanto, perché si interessava al paranormale. Si recò da don Antonio per riferirgli scrupolosamente il fatto. Il parroco provvide a rassicurarla: lui era già al corrente di ogni cosa e mi seguiva, perciò non c'era nulla di cui lei si dovesse preoccupare. Quello che invece le raccomandò fu di tenere questa cosa per sé. E lei naturalmente lo fece.

Momenti di coma

Le mie esperienze mistiche, a quel tempo, si ripetevano ogni due o tre mesi. Erano rapimenti spontanei, che avvenivano in modo delicato, dolce e quieto. E sarebbe stato così anche in seguito e fino all'età di quattordici anni, quando incontrai colui che attraverso le discipline yogiche mi iniziò a entrare "volontariamente" nello stato di mistica *samadhi*, equivalente all'estasi mistica.

Durante le estasi della mia infanzia il mio corpo si irrigidiva, assumendo una posizione yogica. Che si trattava di una posizione yogica venni a saperlo, beninteso, molto più tardi, quando mi fu spiegato dal mio *guru*.

A cinque anni non sapevo davvero cosa significava *estasi mistica*, o *esperienze extracorporee*, che cosa volessero dire *yoga*, *meditazione profonda*, *samadhi* e altre cose del genere.

In quei *miei momenti*, io sentivo che *svenivo*, che "*andavo in coma*", come ero solito raccontare a don Antonio.

Questa espressione l'avevo sentita usare un giorno da mio nonno Adolfo, quando una delle nostre mucche, forse a causa della forte afa estiva, cadde in una specie di deliquio, per poi riprendere i sensi, arzilla e come nulla fosse accaduto. In quell'occasione, il nonno disse che si era trattato di un *momento di coma*. Io, nei *miei momenti*, mi raffiguravo più o meno come nello stato di quella mucca! Per questo motivo, da bambino, i miei *momenti* di estasi mistica io li chiamavo semplicemente *momenti di coma*!

Solo molto più tardi avrei compreso che non si trattava né di svenimenti, né tantomeno di *momenti di coma*, ma di estasi mistica o di stati estremi, i più alti, di yogica *samadhi*, come sta scritto nei libri di mistica e in quelli di yoga e come, in seguito, mi chiarì il mio *guru*. Comunque fosse, don Bordignon con la sua saggezza non tralasciava mai di ripetermi, man mano che crescevo: "Non pensare troppo a queste tue cose! Continua a giocare spensierato, come hai sempre fatto! Vivi la tua vita con quanto Dio ti concede senza farti troppe domande".

"*Vivi e aspetta!*"

A parte questi... "dettagli", in quel periodo la mia vita trascorreva in modo del tutto normale. Non mi preoccupavo di niente: giocavo, correvo, saltavo, ne combinavo di tutti i colori, come al solito, obbediente anche alle sagge esortazioni del mio parroco!

Ciò che in quei primi anni mi accadeva, era per me come un bellissimo gioco. A cinque anni non potevo di certo comprenderne il lato serio e profondo. Se poi mi soffermavo a riflettere su alcune cose che mi venivano ispirate dalla Voce o che fin dalle primissime volte mi erano state dette da lei o che vedevo durante l'estasi, continuavo a non comprenderne un granché. Ma, come mi raccomandava il mio parroco, non mi ponevo domande. Su tante cose che la Voce mi faceva intuire, mi svelava o prevedeva per me o che io vedevo, nemmeno lui ne capiva più di tanto, perciò mi ripeteva: "Vivi e aspetta!".

Non mi sentivo un "diverso", e questo anche per merito di don Bordignon, il quale era sempre al corrente delle mie esperienze spirituali, dei miei *momenti di coma*, e non si meravigliava mai di quanto gli raccontavo.

Ero un bambino come tutti; anzi, a pensarci bene, ero molto più spensierato degli altri, ero vivace e allegro, grazie anche alla naturalezza con la quale andavo sviluppando i doni di Dio, alcuni da solo, altri accanto al mio parroco, don Bordignon, altri ancora a fianco di mio nonno Adolfo.

Il medico non aveva *occhi*

Talvolta ai miei sembravo *un po' strano*.

Quando da piccino mi beccavano assorto – mentre magari nella mia testolina rimuginavo tra me e me quello che la Voce mi ispirava – e mi chiedevano che cosa avessi, io, per giustificarmi e tagliar corto, mi inventavo sempre qualche scusa. E il mal di pancia era quella più efficace e convincente. Comunque, i miei familiari non vennero mai a conoscenza dei miei *momenti di coma*, né scoprirono niente altro, a parte il fatto che la mia pancia ogni tanto faceva dei capricci!

Venne però il giorno in cui mia madre, poverina, vedendomi forse più pallido, più distratto, più... *strano* del solito, si preoccupò al di là del normale. Ero alle soglie della famosa età critica della crescita, la cosiddetta età dello sviluppo. Inoltre, ciò che la metteva un po' in apprensione era anche il fatto che – diceva lei – le sembravo voler essere sempre troppo libero e indipendente. Perciò decise di condurmi dal nostro medico condotto per sottopormi a un controllo.

Il dottore mi fece una visita accurata, mi auscultò, mi guardò ben bene dappertutto: concluse che per lui ero sano come un pesce. E allora mi domandò un po' perplesso: "Ma non sarà che ti masturbi un po' troppo?!". E io, che invece non mi masturbavo affatto, confuso, non seppi cosa rispondergli. Mentre facevo del mio meglio per non scoppiare a ridere, il dottore – sempre perplesso – mi prescrisse una bella bottiglia di sciroppo ricostituente, che dovevo prendere tre volte al dì. Finita la visita, andai subito da don Antonio: avrei dovuto prendere lo sciroppo oppure no? "Ma sì, bevitelo pure – mi rispose ridacchiando –, tanto, male non ti farà di certo, e poi così son contenti tutti!".

Carismi e *santommaso*

L'avere carismi o poteri, manifestazioni di Dio che restano avvolti nel Suo mistero, comporta più problemi e dolori che gioie e soddisfazioni. Chi nasce con particolari doni, oppure li riceve nel corso della vita, soffre inevitabilmente. Anche perché, prima o poi, deve scontrarsi col mondo razionale, quello popolato dai *santommaso* che vogliono e pretendono di *vedere*, che devono per forza *toccare per credere*.

Tutti in genere, chi più e chi meno, siamo istintivamente dei *santommaso*!

La mia aspirazione, il mio compito, non è né di dimostrare, tantomeno di esibire. Perciò, non mi preoccupo affatto di tutti i *santommaso*.

I doni e i frutti dello Spirito possono *essere visti*, ma soltanto *se si hanno* – o si vogliono avere – *occhi per vedere*.

Le esperienze, che da sempre vivo in prima persona, sono semplicemente doni dello Spirito Santo, antichi quanto il mondo, riscontrabili in tutte le Sacre Scritture, comuni a tante creature e presso ogni società. Attraverso questi Suoi doni, il Divino cerca di richiamare a Sé le Sue creature, di *indicare* loro qualcosa. Sta poi in loro *avere occhi*, oppure no...

Il Creatore, per Suo misterioso disegno, mi ha concesso la possibilità di *vedere* le Sue creature nella loro individualità profonda, spirituale e fisica e di scorgerne malattia, salute, sentimenti...

Oggi ha concesso a me di essere *mezzo* di comunicazione tra la Sua dimensione e questa. Ma nei tempi futuri, se l'uomo lo permetterà, il mondo sarà dello Spirito. Tanti carismi non saranno più isolate *esperienze particolari*, oppure *fenomeni paranormali*, come in modo sterile e riduttivo li definiamo noi uomini. Per volere divino ci sarà sulla Terra una Nuova Pentecoste, come è profetizzato nella Bibbia. E si realizzerà una Creazione Nuova: cieli nuovi, terre nuove, cuori nuovi.

3. La voce interiore

"Ascoltate le mie parole! Se ci sarà un vostro profeta, io, il Signore,
in visione a lui mi rivelerò, in sogno parlerò con lui...
Bocca a bocca parlo con lui".

NUMERI 12,6-8

"Io Ti chiamo... no, sei Tu che mi chiami, Tu!
Come avrei potuto parlarTi, se Tu non avessi prima parlato a me?".

EL-HALLAJ[24]

Sulla via della mistica

La Voce interiore, il mio Spirito Guida, mi ha accompagnato sulla via della mistica fin da quand'ero bambino.

All'inizio della mia *avventura*, la Voce mi parlava solo in stato di estasi. Ma accadeva che talvolta la sentissi anche in stato di veglia, e ciò avveniva in occasioni più o meno critiche della mia vita.

Ne ricordo due, in particolare.

La prima quando avevo sette, otto anni. La mia sorellina si era accidentalmente ustionata, e in modo grave, con dell'acqua bollente. Rischiava di morire. Tutti in famiglia eravamo disperati, quando all'improvviso avvertii la Voce che mi diceva di non preoccuparmi: tutto si sarebbe risolto nel migliore dei modi. Mi guardai bene dal parlarne con qualcuno. Il mattino seguente mia sorella era prodigiosamente guarita e ancora oggi i miei considerano questo un miracolo di Dio.

Il secondo episodio è invece molto semplice. Risale a quando frequentavo la seconda elementare. Ero in classe, avevo il raffreddore e una forte tosse, mi sentivo proprio uno straccio. All'improvviso mi venne anche la febbre, un disastro insomma! Allora, su ispirazione della Voce del mio Spirito Guida – ma forse, chi lo sa, anche per paura

[24] El-Hallaj, un grande martire sufita, mistico musulmano (857-922 ca.). Cfr. Jacques Brosse, *I maestri spirituali*, Gremese Edizioni, Roma 1991, p. 91.

delle *punture*, delle iniezioni, che certamente il dottore all'indomani mi avrebbe prescritto! – mi sentii spinto a scrivere di getto quella che sarebbe diventata la mia prima *ricetta*: un decotto per guarire dall'influenza. La maestra ovviamente la lesse e consigliò a mia madre di provarla subito. La mamma a casa mi preparò il decotto, che funzionò a meraviglia! Il giorno seguente non c'era più traccia né di febbre, né di tosse e non ci fu bisogno di chiamare il medico. Ma la cosa più importante fu che non mi fecero alcuna *puntura*, e nemmeno dovetti trangugiare quello *schifo di sciroppo* color rosa e da voltastomaco che mia madre immancabilmente mi propinava quando mi veniva la febbre, né l'olio di ricino! Non feci neppure un giorno d'assenza dalla scuola.

In seguito, la mia maestra quando si prendeva l'influenza preparava quel decotto, che funzionava sempre! Per riconoscenza, ma anche per amore, credo, mi regalò un libricino, che ancora oggi conservo con una sorta di religiosità, dal titolo *Curarsi con le erbe*, edito nel 1934.

Da quel giorno in poi, non ebbi più bisogno di ricorrere alle medicine "convenzionali", a parte i vaccini obbligatori di routine e quelli che si debbono per forza fare durante il servizio militare.

Più tardi, quando con il mio *guru* iniziai a praticare yoga con regolarità, la Voce mi parlava durante la meditazione profonda, in *samadhi*. Poi, col passare degli anni, ha incominciato a parlarmi normalmente, anche in stato di veglia.

I sensi del cuore

Quando ero bambino, tra un'estasi mistica e l'altra trascorreva sempre qualche mese. Avevo perciò tutto il tempo per assimilare quanto mi veniva ispirato e avevo appreso dal mio Spirito Guida. Così, via via incameravo tante cose. Molte di queste venivano poi... integrate da don Bordignon.

Di ogni cosa che imparavo dovevo fare esperienza diretta. Mettevo sempre diligentemente in pratica quanto mi veniva suggerito. Gradualmente me ne impadronivo e poi... tutto accadeva, e proprio come mi veniva detto.

Era del tutto naturale per me che si verificasse ciò che il mio Spirito Guida mi faceva intuire, e che mi era possibile di *vedere* e di *fare*. Dopo le esitazioni dei primi tempi, avevo ormai imparato ad affidarmi completamente alla Voce, avevo acquisito in lei totale sicurezza. Ero sempre incuriosito e, felice, aspettavo "nuove istruzioni"!

Per quanto riguarda, per esempio, il potere di guarigione che hanno piante ed erbe, *sapevo* che se avessi fatto così sarebbe accaduto colà; facevo semplicemente quanto il mio Spirito Guida interiormente mi suggeriva.

Sperimentavo gli effetti dei prodotti vegetali su di me o su qualche animale, e constatavo che tanti malanni scomparivano davvero. Quindi, ero pronto ogni volta per un nuovo... addestramento da parte della Voce.

Mi spingeva a prendere contatto con tutti gli animali. Rassicurato da lei, imparavo a conoscerli, a non temerli mai e sapevo che non avrebbero temuto me. Mi accorgevo che potevo comunicare con loro, gli aprivo il mio cuore sinceramente e li sentivo tutti fratelli. Avevo la certezza che, nel rispetto e nella comprensione, non mi avrebbero mai fatto alcun male.

Anche il rapporto con gli animali è dono divino, è una meravigliosa esperienza spirituale. È un grande privilegio poter entrare nel loro misterioso mondo.

Tra le tante cose pratiche che la Voce mi suggeriva, c'era che se avessi osservato attentamente una persona l'avrei *vista* nella sua profondità. Questo *modo di vedere* mi avrebbe guidato per aiutare la gente nella *guarigione*. Pian piano incominciavo a... *vedere* le persone nella loro essenza, come la Voce mi spingeva a fare.

Mi predisse anche che un giorno sarebbe sorta l'Oasi Armonia, un angolo di verde tra la natura.

La Voce non mi parlò mai esplicitamente di yoga.

Quando imparai a scrivere, talvolta prendevo nota dei suoi insegnamenti. Più tardi, trascrivevo anche i canti che mi venivano ispirati, cercando di rammentarne la musica. Fu il mio *guru* a svelarmi, in seguito, che si trattava di *mantra*. Finché non incontrai lui, i miei appunti li leggeva solamente don Antonio. A quei tempi nemmeno lui sapeva che cosa fosse lo yoga, perciò quando certe cose non gli erano chiare mi ripeteva: "Tu intanto scrivi. Vedrai che il fuoco in te non si spegnerà mai!".

Mani guidate

È stato verso gli otto, dieci anni circa che iniziai ad avvertire in modo pratico che le mie mani erano in qualche modo *guidate*, come già mi aveva anticipato lo Spirito Guida nelle mie esperienze mistiche.

Nei primi anni, quando i miei compagni di gioco si procuravano qualche contusione, mi sentivo spinto a fare il *tiraossi* e lo facevo istintivamente, senza che neanche me ne rendessi conto. *Vedevo le cose* da mettere a posto e *conoscevo* il modo di farlo. Ero come guidato da *qualcosa* a muovere le dita, le mani... non saprei come meglio spiegare. Una massaggiata e via... Ogni cosa a posto come prima. E poi, tutti di nuovo a giocare!

Toccavo, manipolavo, *davo una tiratina* a gambe, schiene, colli, braccia e mi accorgevo che sotto le mie mani tante cose si sistemavano. Per i miei amici questa era una faccenda del tutto naturale, perciò loro non mi ponevano mai domande. Da parte mia, prendevo atto di quello che accadeva e sempre con la certezza che fosse solo Dio a muovere le mie mani, a guidare i miei gesti e ogni mio passo. A quel tempo si trattava di sistemare solamente qualche strappo o roba simile, ma niente di più.

Una volta cresciuto, cominciai a *tirare qualche osso* anche a persone grandi e, quando le cose tornavano a posto, inevitabilmente gli adulti mi ponevano le loro infinite domande. Molti non si accontentavano di star meglio, volevano anche analizzare ogni cosa e subito, sapere e capire come il... meccanismo funzionava, perciò mi venivano richieste mille spiegazioni. Io cercavo sempre di svicolare, evitavo di rispondere, anche perché da spiegare non c'era niente o ben poco! Si trattava eventualmente solo di... capire.

L'antichissimo operare del *tiraossi* è un'*arte* complessa, antica quanto il mondo.

L'istinto di adoperare le mani quando si sta male o ci si fa male, è innato nell'uomo. La tecnica di toccare o massaggiare con le mani è sempre stata considerata un atto terapeutico. Infatti, quando si avverte un dolore, oppure ci si ferisce, la prima cosa che istintivamente si fa è quella di applicare le mani sulla parte dolorante o offesa; soltanto successivamente si ricorre alle cure.

Se alcuni uomini nascono con questo dono già... sviluppato, è solo perché Dio così ha voluto. Altro non so dire.

Come ho accennato, quand'ero ragazzo capitava spesso che, giocando, qualcuno dei miei amici cadesse a terra e si facesse male: una botta, una slogatura, qualche trauma. Dentro di me, avvertivo allora come un istinto naturale e spontaneo che guidava le mie mani. La stessa cosa mi accadeva con gli animali. Intuivo quando stavano male, anche perché loro sapevano trasmettermi *qualcosa*. La nostra era una comunicazione tra spiriti e, mentre li curavo, erano anche loro stessi a guidare le mie mani. Mi ringraziavano, mi tenevano aggiornato sui loro miglioramenti. Quando si sentivano meglio ed erano guariti, avvertivo la loro gratitudine e questo mi trasmetteva una felicità indescrivibile.

Anche oggi la soddisfazione di far rialzare un cavallo azzoppato mi spalanca il cuore come una finestra e mi dà una gioia immensa! Il cavallo è l'animale che più di ogni altro guida a individuare il suo male, forse perché è il più sensitivo e intelligente di tutti. Con il cavallo si instaura un rapporto immediato; poi vengono le mucche...

All'inizio facevo ogni cosa come in un gioco. Ma... tutta la vita in fondo è un gioco. E se comprendiamo questo, arriva l'illuminazione.

Sarei diventato cieco?

Intanto crescevo, maturavo...

Col passare degli anni, e diversamente da un tempo, incominciai a pormi tanti interrogativi. Mi rendevo conto di essere *diverso*. Però non avevo risposte. Non potevo far altro che sentirmi a disposizione del mio Signore e fiducioso in Lui e... tutto continuava come prima.

I doni ricevuti da Dio sono andati sviluppandosi sempre di più nel corso della mia vita, ma li ho dovuti coltivare tutti con grande impegno, con dedizione e amore. Alcuni in particolare, come per esempio la conoscenza delle proprietà delle erbe, hanno richiesto da parte mia uno sforzo notevole, costanza e molta, molta fatica.

Per quanto riguarda alcune delle mie facoltà, nonostante i continui suggerimenti e le rassicurazioni della Voce interiore, ce n'è voluto del tempo prima che mi rendessi conto di averle e che riuscissi a comprenderle!

Ricordo un fatto in particolare, per certi aspetti anche divertente, che riguarda i primissimi tempi in cui *iniziai a vedere* le persone nella loro essenza. Perché questo non è accaduto da un giorno all'altro, è a poco a poco che ho incominciato a *vedere*. E ci ho impiegato anche parecchio tempo, prima per capire e poi altrettanto per *imparare a vedere*.

Tutto cominciò quando avevo circa dodici anni. Mi accorgevo che talvolta alcune persone apparivano al mio sguardo in uno strano modo, del tutto diverso da quello per me abituale. Ma nemmeno io riuscivo a capire "come" le vedessi. Tantomeno sapevo spiegarmi il perché di questo mio nuovo, e anche fastidioso, modo di vedere. Scorgevo figure sfocate, avvolte in un grande o piccolo alone, come immerse in una specie di nebbia e anche di diversi colori. I contorni mi apparivano talvolta sovrapposti, le sagome tremolanti, un po' distorte rispetto al normale. Non sapevo che cosa mi stesse succedendo. Infine trassi le mie conclusioni: avevo sicuramente una grave malattia agli occhi che andava peggiorando sempre di più, presto sarei diventato cieco!

E anche se la Voce mi rassicurava e cercava di farmi comprendere *il fenomeno* che mi capitava, io continuavo a non capirci un bel niente e a preoccuparmi sempre di più per la mia vista.

Non ero affatto a conoscenza, allora, dell'esistenza dell'aura.

Mi decisi finalmente a confidare a don Bordignon *questo accidenti di fatto* che mi capitava, compreso il mio terrore di diventare cieco, che quasi mi toglieva il sonno. E anche quella benedetta volta il mio parroco, col suo solito modo brusco ma amorevole, riuscì a tranquillizzarmi: "Ma va là, dài, non ti preoccupare! – brontolò –. Tu agli occhi non hai proprio niente. Dio te li ha dati sani e anche belli e, sai che ti dico, migliori dei miei, che ormai poveretti senza occhiali non ci vedono più! Mettiti in testa che sono le persone a esser fatte così! Ma un giorno anche tu imparerai... Tutto questo ti servirà per capire la gente e per aiutarla".

Sollevato, misi finalmente il cuore in pace. In seguito cominciai a comprendere: anche quello *strano modo di vedere* mi avrebbe guidato.

Oggi, *vedere* le creature di Dio nella loro complessità è per me cosa del tutto naturale. La difficoltà non sta tanto nel *vedere* le persone, quanto nel riuscire in qualche modo a comunicare loro ciò che sono, come potrebbero e dovrebbero cambiare...

Per me, tutti siamo santi, alcuni magari un po' di meno, ma siamo tutti potenzialmente santi... ognuno alla fine potrà arrivare a esserlo. L'importante è trasformarsi, evolversi.

Talvolta riesco a "vedere" o a "sentire" quando qualcosa di grave sta accadendo, oppure è accaduto, al Mondo o alla Natura o all'umanità. Avverto allora in me la sofferenza di cose, di uomini, di animali, della Natura e soffro per giorni, sia prima che accada che dopo.

La gente oggi ricorre a me per tante cose, come un tempo accadeva a don Bordignon. Le persone cercano il mio aiuto, che poi è solo quello di Dio, per cose grandi, ma anche per quelle piccole: disturbi vari, malattie di ogni genere, anoressia, ginocchia bloccate, sciatalgie, mal di schiena, coma profondi, AIDS... Mi chiedono consigli per problemi di droga, per crisi di coppia, per famiglie distrutte, per figli scapestrati e anche per eliminare negatività e malocchi. Per tutto insomma.

Però aiutare la gente non è mai tanto facile! Per quanto posso, cerco di assolvere il compito che mi è stato affidato e con quanta più dedizione mi è possibile. Faccio in modo di essere sempre disponibile, anche se spesso mi sento stanco morto.

Talvolta vorrei sottrarmi a questo mondo. Desidererei potermi isolare, distante da tutti i rumori di questa vita. Nessuno potrà mai capire veramente ciò che passa nel mio cuore e nel mio animo. Il sentiero che un *guaritore*, un mistico, deve percorrere è solitario, spesso arduo, qualche volta ingrato. Ma, nonostante tutto, vale la pena affrontarlo e percorrerlo, fino in fondo. Oggi ho la certezza che la mia vita non poteva essere che questa.

Mi capita di sentire persone, che hanno anche molti più anni dei miei, augurarsi, e augurarmi, che io viva a lungo per poterle sempre aiutare e in qualsiasi momento. "Ma come faremo, Mario, se tu morirai prima di noi?!", mi dicono spesso. E auspicano per me una lunga vita. Ma solo per le loro necessità. Però io sono un uomo come loro, come tutti, e vorrei sentirmi augurare di vivere a lungo semplicemente per assaporare la vita, come un qualsiasi altro essere umano.

In questa mia strada ci sono anche tanti piccoli, grandi gesti che mi gratificano e che mi danno energia per continuare. È importante per me quando sento che le persone mi offrono il loro cuore, il loro amore, in cambio del mio aiuto e di quanto attraverso di me ricevono dall'Alto.

Oppure quando avverto l'amore da parte di un animale che ho curato. Sento il mio cuore piangere per la commozione quando negli occhi di un cavallo o di un cigno, o di un qualsiasi altro animale curato e guarito scorgo brillare una luce di gratitudine.

Visioni mistiche

Nei primissimi anni, durante i miei *momenti di coma*, per una decina di volte ebbi delle visioni mistiche. A volte vedevo Gesù. Dentro di me sentivo la Sua voce, mi diceva cose che mi sembrava di avere già udito e di conoscere da sempre. La prima volta mi domandò: "*Sai chi sono?*". "Il mio Dio!", risposi. "*Io ti sarò sempre vicino*", mi disse.

In seguito, avevo circa sette anni, lo vidi come *il Sacro Cuore*. Mi disse: "*Sono ancora io... desidero tu faccia la mia volontà... Devi fare il mio* gioco *sulla Terra... la mia volontà...*". Mi ripeteva quanto la Voce mi aveva già detto. Io vedevo, o meglio avvertivo, come un fascio di luce calda che partiva dal Suo cuore per arrivare fino al mio... Ricordo che il Suo volto assomigliava molto a quello dell'immagine di Gesù misericordioso, che era appesa a una parete di casa nostra.

Le prime volte ero talmente piccolo che nemmeno mi stupivo di vedere Gesù e di sentirlo parlare al mio cuore. Neanche in seguito mi meravigliavo di *vedere vivo* davanti a me Gesù *Sacro Cuore*, perché mi era fratello, era un amico. Dagli insegnamenti appresi, sapevo che era tanto più buono di tutti gli uomini e che da Lui si doveva sempre prendere esempio.

L'*udire* le Sue parole mi rendeva immensamente felice, questo sì. Però ero anche convinto che tutti vedessero Gesù come lo vedevo io e che gli parlassero, perché anche loro andavano in chiesa come ci andavo io ed erano quindi Suoi amici!

Quando raccontai a don Antonio dei miei *incontri* con Gesù *Sacro Cuore* e delle Sue parole, lui non mi disse niente di particolare. Mi fece semplicemente il suo primo e unico regalo, un libro, l'*Imitazione di Cristo*, accompagnandolo con scarne parole: "Leggi, ora che hai finalmente imparato a leggere, così potrai conoscere meglio il tuo amico Gesù!".

Una o due volte ebbi la visione della Santa Vergine. Le Sue parole erano più o meno quelle di Gesù. Ricordo di aver visto un'abbagliante luce bianca, un bel volto, un lungo mantello blu...

Anche se ero solo un bambino, avevo consapevolezza che vedere e parlare con Gesù e con la Vergine Maria era una cosa importante e molto seria, tuttavia prendevo ogni cosa in modo naturale, spontaneo e sempre come uno splendido gioco.

Dai sette ai quattordici anni, in estasi mistica non ebbi più visioni. Dopo i quattordici anni però esse ripresero, ma allora avevo già incontrato il mio *guru* e lui mi insegnò ad andare oltre ogni mia visione.

Al di là di ogni forma

"La *comprensione* vera – mi diceva il mio *guru* – sta ben oltre ogni segno, oltre tutte le forme e le visioni!".

Fu questa una della prime cose che appresi da lui: se avessi voluto unirmi a Dio e contemplarlo, avrei dovuto sforzarmi di andare al di là di ogni forma, e nemmeno soffermarmi sulle mie visioni di Gesù e della Vergine.

Esse erano segni che mi venivano donati lungo il cammino, perché anche attraverso di essi io imparassi ad andare oltre, ad attingere direttamente dall'Essenza. Avere in mano un biglietto da visita, o un numero di telefono, non significa essere automaticamente e direttamente in contatto con la persona che ce l'ha dato.

Attraverso le forme che la nostra mente traduce, crediamo di riuscire a cogliere ciò che è trascendente. In realtà, spesso le visioni mistiche sono anche messaggi, inviti a cercare ancora, a superare i limiti della mente stessa. L'essere umano è abituato a classificare e a decodificare qualunque fenomeno, naturale o soprannaturale, attraverso la mente. Questa però non è "programmata" per esprimere adeguatamente qualcosa che, per la sua essenza stessa, è e resta inesprimibile. La luce e la purezza di quanto di soprannaturale viene percepito sono insostenibili. Quello che alla fine viene proiettato sul nostro schermo interiore non è che una pallida conversione in uno schema a noi familiare.

Così come sappiamo che esistono gli ultrasuoni, che però il nostro orecchio fisico non capta, e i raggi infrarossi e ultravioletti, che il nostro occhio fisico non vede, i livelli della coscienza sono infiniti. Noi spesso, con le nostre visioni, crediamo di attingere a chissà quali dimensioni, mentre siamo soltanto dentro ai nostri limiti. Le visioni, molto spesso, sono evanescenti epifanie di un'immensità che va ben oltre. Siamo noi a immagine e somiglianza di Dio, e non il contrario: Dio a immagine e somiglianza dell'uomo!

Con l'aiuto del mio *guru* compresi allora che le visioni, pur costituendo dono e segno, erano anche una *mia elaborazione*, un *qualcosa* del mio mondo mentale, il quale, inconsapevolmente, dava una forma comprensibile al divino che non ha forma, attraverso immagini di ciò che gli era noto.

A questo proposito, un giorno il mio maestro mi raccontò un episodio della vita di un grande santo indù. Questi, all'inizio del suo cammino spirituale, ogni volta che meditava aveva delle visioni. Era però convinto fossero autentiche apparizioni e si sentiva perciò un eletto. Anche se il suo *guru* gli ripeteva che doveva andare oltre ogni visione, lui sosteneva che non gli era possibile, perché le sue erano vere e proprie *apparizioni divine*. Un giorno però, mentre lui meditava, il suo maestro prese una scheggia di vetro e gliela conficcò sulla fronte, all'altezza del terzo occhio. Da quel momento il discepolo non ebbe più visioni; in compenso imparò l'umiltà e arrivò all'Essenza.

Grazie a questo racconto e agli insegnamenti del mio *guru*, fui infine persuaso che le visioni che avevo erano *anche* cose mie, e così cercai di impegnarmi per *andare oltre*, come lui mi diceva di fare.

Tuttavia, ogni volta che meditavo, inevitabilmente avevo la visione di Gesù!

Un bel giorno, con un estremo sforzo di volontà, riuscii con determinazione a rinunciare definitivamente a ogni forma di visione. E rammento questo episodio come un'esperienza divertente, che ancora oggi mi fa sorridere, anche perché nel mio caso non ci fu bisogno di una scheggia di vetro!

Mi trovavo in India, insieme al mio *guru*. Ero in meditazione profonda, quando per l'ennesima volta vidi Gesù. Se non mi fossi liberato della mia visione, avrei continuato a bearmi di questa "trappola", frutto illusorio della mia sfera mentale, e tanti saluti alla mia evoluzione spirituale.

Consapevole di questo, ricordo di averlo... investito – il povero Gesù – con una scarica di parolacce in dialetto veneto. Aggiunsi poi, e sempre in dialetto veneto: "*Gesù, par piasser no sta pì aparirme! Lo gàtu capìo o no?*" (Gesù, per piacere smettila di apparirmi! L'hai capito o no?).

Naturalmente non ce l'avevo con Gesù, bensì col mio ego. E quando l'ego si dà delle arie di spiritualità, può anche riuscire a inventarsene tante! Da quella volta il mio ego spirituale abbandonò le sue illusioni mentali e... mi lasciò in pace.

4. Don Antonio Bordignon

"Il maestro saggio vi darà
un solo insegnamento:
'Pensate a Dio!'"[25].

PARAMAHANSA YOGANANDA

"Non chiamate nessuno 'padre' sulla terra, perché
uno solo è il Padre vostro, quello del Cielo.
E non fatevi chiamare 'maestri', perché uno solo
è il vostro Maestro, il Cristo".

MATTEO 23,9-10

Un vero maestro

Don Antonio Bordignon (1902-1985), per trentatré anni parroco del mio paese, ha avuto un ruolo fondamentale nella mia vita. È grazie a lui se sono cresciuto sereno e felice.

Lo stimavo, lo ammiravo, gli volevo un gran bene. Mi ha aiutato a non scoraggiarmi mai, mi ha reso forte, sicuro nell'affrontare le tante battaglie della vita. "Mario – mi diceva –, non aver mai paura, non lasciare che niente nella vita ti vinca! Sii sempre te stesso, libero da ogni condizionamento. Realizzati così come il tuo Signore ti ha pensato e voluto. L'esistenza umana non è che un piccolo palpito di fronte all'eternità che ci attende. Ma è necessario trovare la capacità e la forza di viverlo guardando più di tutto all'eternità, a Dio, imitando Cristo e amando chi ci sta intorno. Vivi da mistica colomba ma agisci sempre da guerriero!".

Cominciò con l'iniziarmi ai misteri del Cristianesimo: la Santa Messa, il Battesimo e tutti gli altri Sacramenti. Mi iniziò alla preghiera continua e alla meditazione, ai Salmi e alle Scritture, all'*Imitazione di Cristo* . Leggendo infinite volte questo libro che mi aveva regalato, imparavo a poggiare le mie piccole orme su quelle di Cristo, sperimentavo l'intimità con Dio e cresceva in me il desiderio di imitare Gesù.

[25] Paramahansa Yogananda, *L'eterna ricerca dell'uomo*, cit., p. 64.

Don Antonio conosceva le Scritture a memoria. Sosteneva che i Salmi hanno il potere di *fermare la mente* in Dio. Spesso ne sceglieva alcuni proprio per me e me li dava da leggere.

Mi faceva meditare sulle quattro virtù *cardinali*: prudenza o discernimento, giustizia, fortezza, temperanza, perché, sosteneva, "sono come *cardini* della vita". E poi sulle tre virtù *teologali* che si riferiscono a Dio: fede, speranza, carità.

E sulla carità, sul "comandamento nuovo, quello essenziale", come la definiva lui, mi diceva: "Ricorda, il seme della carità è quello più grande! La carità è la virtù sovrana, quella con la corona in testa!".

Non si stancava di ripetermi: "Mario, molte cose le potrai capire solo più avanti, negli anni. Il Divino ha su di te un Suo disegno, prima o poi ti invierà una persona che saprà aiutarti, istruirti e illuminarti a comprendere per proseguire sul tuo cammino. Ma tu intanto gioca, vivi pienamente e in modo sereno la tua infanzia!".

E io, bambino, lo ascoltavo fiducioso, confidavo in lui e nel mio Creatore, attendendo che questo incontro avvenisse. Fino a quando non incontrai il mio *guru*, l'unico mio confidente fu don Antonio.

Montanaro *rùspego*

Quando lo conobbi, don Antonio aveva all'incirca cinquant'anni. Magro, esile, vestiva costantemente con la sua lunga tonaca nera. Era un tipo schivo, un po' *rùspego*, come si dice in dialetto veneto, cioè riservato e burbero allo stesso tempo. Taciturno, non aveva bisogno di troppe parole per farsi comprendere. Era semplice e umile. Teneva quasi sempre tra le mani il suo breviario o il Vangelo e pregava di continuo. Se ne andava a pregare anche tra i campi, oppure meditava passeggiando intorno alla canonica. Originario della montagna, aveva un carattere determinato, da montanaro. Durante la guerra, in pieno regime fascista, i tedeschi per rappresaglia decisero di bruciare le case del nostro paese. Don Bordignon riuscì a fermarli, non so come, e li convinse a desistere dal loro progetto. Salvò molte persone dalla fucilazione, anche partigiani, guadagnandosi fama di eroe.

Il mio parroco non si soffermava troppo a parlarmi di Dio, di Gesù, della Madonna.

Tante cose me le insegnava nel silenzio, guardandomi semplicemente, oppure appoggiandomi una mano sulla testa. Allo stesso modo in cui, anni più tardi, avrebbero fatto con me altri grandi maestri spirituali, incontrati in periodi diversi della mia vita e in varie parti del mondo. Questa trasmissione diretta e silenziosa di insegnamento, tra maestro spirituale-*guru* e discepolo, nello yoga viene chiamata *shaktipat*[26].

Don Antonio era un vero sacerdote. Come lui ne sono esistiti e ne esistono certamente tanti, ma io ne ho incontrati pochi. In genere mi appaiono quasi tutti distanti sia dalla mistica che dalla imitazione di Cristo.

Era un Uomo di Dio, al Suo totale servizio, *mistica colomba e guerriero*. Ed era anche un vero Uomo di Chiesa.

Dal Signore aveva ricevuto doni particolari, carismi straordinari. Quanto accadeva a me non gli era né sconosciuto, né misterioso. Era uno che aveva *orecchi per intendere* e *occhi per vedere.* Percepiva Dio in ogni essere, in tutti i fenomeni della Natura, nell'Universo e oltre. *Sapeva* che il Divino dimora nel cuore di ciascun uomo; che ogni creatura, con l'aiuto dello Spirito, può e deve comunicare con tutte le altre, con l'intero Creato, con il Cosmo. Posso dire di essere cresciuto con questo suo stesso concetto.

Preghiere e benedizioni

A causa delle *manifestazioni* che avevo, e delle quali lui soltanto era a conoscenza, don Antonio mi teneva il più possibile vicino a sé, come *zaghetto* (chierichetto) e suo... *assistente*. Avevo perciò occasione di intuire il significato di tante cose che faceva, anche se a quel tempo ero poco più che un bambino. Se ci penso ora, il mio parroco compiva dei veri e propri miracoli; tanta gente ne era al corrente, ma non se ne parlava mai in modo esplicito, forse perché anche i miracoli erano la cosa più naturale del mondo. Si diceva semplicemente: "Vai da quel prete; fatti dire una Messa da lui; vai a farti dare una benedizione!".

Sia la gente del paese che quella dei dintorni gli si rivolgeva per le cose più disparate, sia importanti che futili, per essere *curata* nel corpo e nello spirito, per la guarigione propria o di persone care, per ricomporre dissidi familiari, per rimettere insieme famiglie. Chi non riusciva ad avere figli gli chiedeva preghiere, e lui ogni volta recitava quelle adatte. Quando poi i figli arrivavano, i genitori felici ritornavano da lui per ringraziarlo, portandogli i confetti del Battesimo. Accadeva che alcune mamme restassero improvvisamente senza il proprio latte per i loro neonati; chiedevano a don Bordi-

[26] V. Glossario.

gnon di benedirle in modo speciale perché il latte gli ritornasse e venivano esaudite. Gli richiedevano preghiere specifiche per alcuni moribondi, perché trovassero rassegnazione e pace, e anche benedizioni particolari per quei defunti che non erano morti nella luce del Signore.

A lui si rivolgevano per esorcismi, per togliere negatività, fatture, malocchio; per mantenere in salute animali e piante, per ottenere la loro guarigione durante epidemie o infestazioni.

Don Antonio se ne andava in giro per le campagne a impartire la benedizione del Signore ad alberi, messi e frutti. I contadini gli chiedevano di benedire i bachi da seta quando *non andavano in bozzolo* – come si diceva – o quando erano affetti dalla malattia detta *calcino*. Il parroco si recava inoltre per le stalle e benediceva vacche ammalate e cavalli azzoppati, oppure altri animali, comprese galline, colpite dal *samoro*. Talvolta gli veniva richiesto di scacciare con la benedizione di Dio le formiche, quando invadevano le case e costituivano una vera e propria calamità. Don Antonio aveva la preghiera giusta per ogni cosa e per tutte le occasioni.

Era un grande intenditore delle proprietà di erbe e piante. Con preparati vegetali, che lui solo conosceva, curava uomini e animali. Tante nozioni di erboristeria le ho apprese da lui.

Aveva fede profonda, radicata, totale. Viveva pienamente il Vangelo. Era fermamente convinto che nel nome di Dio, di Cristo era possibile avere il sopravvento su ogni disarmonia e avversità della vita. Che nel loro nome si sconfiggeva e si scacciava il maligno e ogni negatività poteva essere annullata.

Il mio parroco in tanti particolari momenti del suo apostolato desiderava che lo accompagnassi, ero quasi sempre io a fargli da *zaghetto-assistente*. Ancora oggi mi piace pensare che, dopo tante *avventure* vissute insieme, ero forse diventato il suo *zaghetto* preferito! Mi faceva... lavorare accanto a sé il più possibile, così poteva meglio seguirmi e istruirmi. Spesso io gli stavo dietro reggendo tra le mani il secchiello dell'acqua santa o il turibolo dell'incenso. Trotterellando accanto a don Bordignon, avevo modo di imparare cose talvolta davvero un po'... speciali e di condividere numerose esperienze non comuni.

Le benedizioni che da bambino mi interessavano in particolar modo erano quelle che il parroco impartiva ad animali ammalati. Perciò, felice e gioioso, scarpinavo spesso insieme a lui da un pollaio all'altro, da una stalla all'altra! E quando ce ne andavamo via, avvertivo anch'io la riconoscenza degli animali benedetti.

Anche la benedizione alle campagne mi piaceva immensamente.

Ricordo che tutti gli anni (e la mia veste da *zaghetto* diventava sempre più corta!), al risvegliarsi della primavera, un giorno si partiva in tanti dalla chiesa parrocchiale, alle primissime luci dell'alba. Ogni persona portava una candela accesa, con la fiammella tremolante. Io reggevo con una mano il secchiello dell'acqua benedetta, con l'altra il turibolo fumante e profumato, col fuoco e l'incenso. La processione attraversava salmodiando l'intero paese, ancora immerso nel buio, e si snodava per strade e stradine, viottoli e carreggiate, cortili, campi e campagne. Quando infine si rientrava in chiesa, il sole faceva capolino o era già alto.

Per me questa era davvero una gran festa, sentivo che la Natura vibrava tutta, stava rinascendo! Erano le *rogazioni*: al Creatore si chiedeva la protezione su ogni cosa, si pregava per la fecondità della terra, per la tranquillità e la pace nei cuori e nelle case, per la salute delle persone che vi abitavano, per gli animali... Insomma, si domandava al Divino di far scendere le Sue benedizioni sull'intero Creato!

In queste occasioni il parroco e io recitavamo insieme una preghiera antica che non potrò mai dimenticare:

"O divino Creatore, liberate ancor tutti da ogni inondazione, da ogni incendio, da ogni carestia, da ogni contagio, da tutte le persecuzioni e da ogni guerra. Purgate l'aria da ogni influsso negativo, la terra da ogni insetto e da altri animali dannosi, mandate a suo tempo il vento e la rugiada, il sereno e la pioggia, onde ogni seme germogli e fruttifichi in abbondanza. Togliete ai nostri nemici, così pubblici come privati, così visibili come invisibili, la volontà e il potere di nuocere, onde tra noi regni costantemente la sicurezza e la pace...".

La grandine non passò i confini... della canonica

Un pomeriggio di una domenica d'estate, dopo il vespro, ricordo che mi trovavo in canonica con don Bordignon. Il cielo era stracarico di minacciosi nuvoloni neri, soffiava un vento fortissimo, e stava per scatenarsi un temporale che non prometteva niente di buono. Era il periodo del raccolto. Se fosse caduta la grandine, avrebbe distrutto tutto e per tanta gente sarebbe stata miseria nera.

Nane el campanaro, che sapeva prevedere gli eventi atmosferici, attaccò a suonare campana a martello. Il parroco diede allora un'occhiata fuori per sbirciare i nuvoloni che il forte vento spingeva in... formazione serrata. "Queste nuvole nere non promettono nulla di buono! – esclamò –. Dài, Mario, mettiamoci a pregare. Il buon Dio sarà costretto a calmare tutti questi elementi! Intanto accendiamo il fuoco della candela, bruciamo l'ulivo benedetto della pace, prendiamo l'acqua santa. Nel nome del Signore benedirò questo brutto temporale. Potrà scatenarsi solo qua, se Dio lo vorrà, dentro il cortile della canonica, dove da rovinare non troverà un bel niente! Se sfogherà la sua furia tra queste mura, non se ne andrà poi in giro a far danni ai raccolti di tanta povera gente!".

Mi diedi subito da fare anch'io. Corsi ad aprire la porta che dava sul cortile, anche se arrivavo appena alla maniglia; dovetti spingerla con fatica, perché il vento impetuoso me la sbatteva contro il muso. Reggevo il secchiello, mentre don Antonio, sfidando la bufera, tonaca e capelli svolazzanti, benediceva il temporale con aspersorio e acqua santa. Tutto d'un colpo si scatenò un finimondo tremendo, sembrava che ogni cosa dovesse volare per aria. Nel cortile il temporale scaricò tutta la sua forza insieme alla sua grandine, sconquassando ogni cosa. Anche se ero in compagnia del parroco, avevo una gran paura di tutti quei lampi e quei tuoni.

Finita la baraonda, il cortile era ridotto a un disastro, sembrava un campo dopo la battaglia. Per terra ci saranno stati più di venti centimetri di grossi chicchi di grandine. Fuori dal cortile, di grandine neanche l'ombra!

Don Antonio e io rientrammo insieme in chiesa per riporvi fuoco, acqua, ulivo. Curioso com'ero, gli chiesi: "Ma, *sior paroco*, come mai fuori dal cortile non ha *tempestato*?". "Pssst, zitto! Queste sono cose che comprenderai benissimo quando diventerai grande mi rispose lui serio –, intanto però *stattene zitto*, non raccontare niente a nessuno!".

Più tardi, ci fu confermato che nell'intero paese non era caduto un solo chicco di *tempesta*! La gente che passava davanti alla canonica si fermava, scendeva dalla bicicletta, guardava dentro al cortile e si stupiva per tutto quel macello. Meravigliata, non riusciva a spiegarsi perché proprio e solo nel cortile del *poro sior paroco* ne fosse caduta invece così tanta!

Grazie alle grandinate scampate, ai tempi di Bordignon il nostro paese era... entrato nella leggenda.

Per tanti suoi poteri e carismi don Antonio era simile al santo di Assisi. Anche Francesco pregò di fronte a grandinate distruttrici. San Francesco "...uomo di Dio fu ascoltato e la grandine non passò i confini del Comune"[27].

[27] Maria Sticco, *San Francesco d'Assisi*, Edizioni OR, Milano 1990, p. 174.

Comunicazione con le anime dei defunti

Ricordo molto bene un inverno, avrò avuto dieci anni, quando fece un freddo siberiano. Le persone anziane del paese morivano, poverine, una dopo l'altra, come mosche. Don Antonio e io dovevamo recarci spesso nelle case per la benedizione ai morti, per prendere il feretro, accompagnarlo in chiesa per i funerali e quindi al cimitero.

Durante le benedizioni ai defunti, don Bordignon *vedeva* e *sentiva* gli spiriti, le anime di coloro che *erano passati a miglior vita* – come diceva – e anch'io *vedevo* e *sentivo* insieme a lui.

Prima della benedizione alla salma, che avveniva in presenza di tutti i congiunti, il parroco aveva l'abitudine di chiudere la porta della camera dove il morto era adagiato, lasciando fuori parenti e amici. Si raccoglieva quindi in preghiera. Talvolta scorgevamo entrambi lo spirito del defunto che, simile a una tenue luce, ancora aleggiava sopra il corpo abbandonato, al quale continuava a essere misteriosamente attaccato.

Don Antonio allora mi diceva: "Preghiamo per questo poveretto (o poveretta). Vedi che non vuole distaccarsi dal suo corpo, è convinto che il migliore dei mondi sia questo, è ancora disperatamente legato a questa terra, ai suoi affetti, alle sue cose, ai suoi soldi... Non è rassegnato a lasciare niente. Recitiamo insieme le preghiere speciali per i defunti. Quando gli impartirò la benedizione del Signore, Lui aiuterà quest'anima ad andarsene finalmente dal suo esilio terreno". E pregava con così intensa fede e con tale fervore che quello spirito indeciso, al momento della santa benedizione, si distaccava finalmente dal corpo. Tutti e due lo *vedevamo* salire pian piano, simile a un'ombra bianca.

Altre volte don Antonio, sorridendo bonariamente, mi diceva: "Mario, lo vedi questo qua? Ora sua moglie, poveretta, non verrà più a piangere disperata da me perché lui gliene combinava di tutti i colori! Dài, preghiamo insieme per la sua anima perché sia benedetta dal Signore e venga accolta nella Sua pace!". Il parroco conosceva bene le storie di tutti in paese, quelle buone e anche quelle meno buone.

Mi raccontava che spesso, alla sera, avvertiva presenze di spiriti tormentati. Comunicava con queste anime, sentiva che avevano rimpianti, che non erano serene nell'affrontare la vita che le aspettava. Pregava in modo speciale con la certezza che le avrebbe aiutate *a fare il trapasso* – diceva – in modo meno sofferto.

Capitava talvolta che morissero dei giovani. Lui sentiva le loro anime ancora vaganti su questa Terra, non rassegnate a morte prematura, che gli chiedevano di aiutarle ad andarsene nella pace. Quando avvertiva un distacco angoscioso, pieno di disperazione, restava desto per pregare anche fino all'alba, fino a quando sentiva che quell'anima era rassegnata e pronta ad affrontare ciò che nell'aldilà l'attendeva.

Ora posso comprendere bene il significato delle sue parole quando con volto serio mi diceva: "Ci sono anime che hanno enormi problemi non solo nell'abbandonare il proprio corpo mortale, ma anche nel dover affrontare la vita che nell'altro mondo le aspetta. Per loro dobbiamo sempre pregare, tanto e intensamente".

Scavi al cimitero

Avevo circa dieci anni quando in paese si decise di costruire la nuova chiesa, in un'area che era in parte occupata dall'antico cimitero. Si dovevano quindi disseppellire i morti, raccoglierne pietosamente i resti per trasportarli nel nuovo cimitero, in costruzione tra il verde, poco fuori dal paese.

Il Comune aveva dato l'incarico a una squadra di operai di portare a termine tutte le operazioni necessarie. Però c'era un problema: di notte, ma forse anche di giorno, alcuni di loro si sentivano... disturbati, avvertivano misteriose, inquietanti presenze. Spaventati, si recarono allora dal parroco, non volevano più continuare il lavoro. Don Antonio mi chiamò: "Vai tu – disse –. So che a te queste cose non fanno paura".

M'incaricò di assistere ai pietosi lavori e io obbedii. Rimanevo accanto agli operai, davo loro una mano nelle varie operazioni e sistemazioni, ma soprattutto pregavo di continuo per le anime di tutti quei morti. Non *vedevo* niente, ma *sentivo*, percepivo presenze che vagavano ancora su quel vecchio cimitero che stavamo smantellando. Alla sera, terminato il lavoro, quando entravo nella sacrestia immersa nel buio, anche lì avvertivo la loro presenza. Lo confidai a don Antonio: "Sì, sono loro. Non ti preoccupare – mi rassicurò lui –. Sono qui come lo siamo noi, tu e io. Prega per queste anime, perché riposino nella pace eterna". Insieme pregavamo e tutto ritornava sereno, senza più presenze o disturbi.

Don Antonio mi diceva ancora: "Anche quelle anime che già sono nella Pace del Signore, pur se da noi non si fanno *sentire*, sono tuttavia sempre in comunione con noi, perché continuano ad amarci. In questo non c'è nulla di strano, è la comunione dei santi".

Quando un mio conoscente cambia stato di vita, cioè *trapassa*, io lo *sento* e lo *vedo*, *so* che è morto ancor prima di apprenderne la notizia. Per queste anime recito sempre una preghiera, come un tempo facevo insieme a don Antonio, perché vengano accolte in Dio.

La mistica cristiana

Mistico, dal greco, vuol dire *iniziato*. Mistica è una tensione contemplativa che si eleva fino alla visione della luce divina, fino all'unione con Dio.

Tempo fa ho letto sulla rivista *La Civiltà Cattolica* un *identikit* della mistica cristiana. E ho pensato subito al mio amatissimo don Antonio. L'esperienza mistica cristiana – secondo il quindicinale dei gesuiti – ha almeno cinque caratteristiche fondamentali:

1. È frutto della Grazia. È puro dono di Dio. Dio stesso, Lui per primo, va in cerca dell'uomo, chiedendogli prima di tutto ascolto e umiltà.
2. Tocca lo spirito come la materia. Nel piano divino, le due sfere non sono estranee, perché l'Incarnazione e la Risurrezione hanno riconciliato Cielo e Terra. I Sacramenti purificano e coinvolgono tanto l'anima quanto il corpo.
3. È sociale ed ecclesiale, non individualistica. Il mistico che si unisce a Dio riversa misteriosamente sulla Chiesa e sull'umanità la Grazia divina.
4. Passa attraverso l'umanità di Gesù. Il mistico cristiano conosce il Dio vero attraverso Cristo, Dio incarnato.
5. Si alimenta e si completa nell'esercizio quotidiano dell'amore evangelico ai fratelli[28].

Questa era la mistica di Bordignon e, anche per questo, io gli sarò eternamente grato.

[28] Cfr. *La Civiltà Cattolica*, 6 maggio 1997.

5. Nonno Adolfo e la natura

"L'uomo bianco ha occhi, ma non vede.
Ha orecchi, ma non sente.
Tocca, ma non percepisce niente.
Ma tu, takoja (nipote), *ascolta!*
Se ascolti attentamente la notte,
sentirai le creature dell'oscurità,
le quali sono tutte sacre: i gufi, i grilli, le rane,
gli uccelli notturni;
e sentirai bellissimi canti, canti che non avevi mai
sentito prima.
Ascolta con il cuore. Non smettere mai
di ascoltare!...".

"Impara a capire le cose non attraverso ciò che
percepisci come realtà quotidiana,
diceva il nonno,
ma osservandole con l'occhio del cuore"[29].

Nelle nostre campagne, quand'ero bambino, esistevano persone che consideravano la Natura entità sacra, intelligente, animata e sapevano comunicare col suo spirito. Sentivano l'unico Dio come il Tutto, lo percepivano nel tutto. Perciò il Signore lo si poteva lodare anche zappando patate, o spingendo l'aratro. Non era sempre indispensabile andare a inginocchiarsi sui banchi di una chiesa per essere in comunione con Dio. Si poteva pregare anche tra il silenzio della Natura. Ricordo personaggi di grande umanità ed esperienza, che avevano conservato un'innata, profonda conoscenza di tutti i fenomeni naturali, sapevano prevedere il tempo atmosferico, conoscevano il giusto momento per ogni cosa, per seminare, raccogliere, potare. Tutti incarnavano una saggezza dalle radici antiche, ancorate alla Terra.

Uno di questi personaggi era mio nonno paterno, Adolfo.

[29] Archie Fire Lame Deer, *Il dono del Potere*, Edizioni Amrita, Torino 1996, p. 144 e 158.

Aveva pregi e difetti, come tutti, ma per me fu una persona davvero speciale, un grande esempio, un maestro di vita. Padre di quattordici figli, la sua vita fu segnata dal duro lavoro di contadino.

Era un tipo burbero, che però il tempo e la vecchiaia seppero poco a poco addolcire. Negli ultimi anni della sua vita lo vedevo continuamente in preghiera. Morì, serenamente, a novantaquattro anni – quando io ne avevo più o meno quindici – e accadde in un tiepido giorno di maggio, come lui aveva sempre desiderato, poiché quello era il mese dedicato alla Madonna, alla quale era devotissimo.

In paese lo stimavano tutti. Non erano tante le persone che, come il nonno, sapevano essere vicine alla Natura e ai suoi misteri.

Da lui imparai tante cose pratiche, per esempio a mungere e a *governare* le mucche, ad andare a cavallo, ad accudire gli animali e a curarli. Mi ripeteva che l'uomo doveva loro gratitudine, non solo perché lo trasportavano, ne condividevano le fatiche lavorando la terra, ma anche perché alcuni animali contribuivano a nutrirlo, spesso col sacrificio della loro stessa vita, ed erano quindi indispensabili alla sua sopravvivenza. Perciò era necessario ringraziarli sempre tutti e pregare il Creatore anche per loro. Allo stesso modo ci si doveva comportare col mondo vegetale, con tutte le piante, che non solo servono a dare ossigeno, quindi vita, a nutrirci, a riscaldarci, a proteggerci, ma anche a curarci, poiché racchiudono in sé un enorme potere curativo. Con pazienza mi spiegava come si doveva seminare, piantare, potare. Mi insegnava anche i nomi di ogni pianta della nostra terra, come vanno innestate e come si possono riprodurre: margotte, talee...

Avevo solo quattro anni quando mi insegnò ad andare in barca: fu lui a regalarmi la barchetta marrone, da lui imparai a remare, a pescare, a costruire le reti da pesca, a mettere ami e a preparare esche. Insieme a lui appresi anche tanti lavori manuali, come intrecciare ceste, tagliare il fieno, affilare *el falsin* (la falce), aggiustare una botte... insomma, tutte quelle arti che è necessario conoscere quando si vive in campagna.

Ma tante cose il nonno me le insegnò anche senza che se ne rendesse conto.

Da bambino lo seguivo spesso e lui, quasi per mano, mi conduceva a esplorare la Natura svelandomene, senza saperlo, tanti segreti. È anche così che appresi un'infinità di cose.

Tutto è ritmo, vibrazione, musica

"*Accanto alle montagne, spianato dai nostri passi,*
il terreno del campo risuona.
Ti dice: "La Terra è un tamburo, pensaci!".
Noi, per seguirne il ritmo, dobbiamo
fare attenzione ai nostri passi"[30].

"*Nascere uomo su questa terra è un incarico sacro.*
Noi abbiamo una responsabilità sacra,
dovuta a questo dono eccezionale che ci è stato fatto,
ben al di sopra del dono meraviglioso che è la vita delle piante, dei pesci, dei boschi,
degli uccelli, e di tutte le creature che vivono sulla terra.
Noi siamo in grado di prenderci cura di loro"[31].

Nonno Adolfo mi parlava delle fasi di luna e di quanto influissero su tutti i cicli vitali della Natura, su semine e raccolti, sulla messa a covata e la schiusa delle uova... Mi diceva che tutto nell'Universo è ritmo, vibrazione, musica, è armonia divina. Che ogni piccola o grande cosa, anche quella che ai nostri occhi sembra inanimata, pulsa e ha un suo ritmo. Che anche le pietre vibrano, come pure i sassi e le montagne. Che il cuore nascosto della Natura batte incessante, nel susseguirsi delle stagioni, della notte e del giorno, nel sorgere e nel tramontare del sole, nel crescere e nel calare delle maree, nel flusso e riflusso delle onde marine... E che ritmo e vibrazione sono tutti gli esseri viventi con i loro battiti di ali, di pinne, di zoccoli, di palpebre, di piedi... L'uomo appena nato, ma anche prima di venire alla luce, basa la sua vita sul ritmo del cuore e del respiro, poi anche su quello dei propri passi. Quando si ammala, il suo ritmo si altera e infine quando cessa sopravviene la morte fisica.

Mi spiegava che ogni ritmo di vita è sacro e va eternamente rispettato; che noi uomini dobbiamo appoggiare i nostri passi su questa Terra, affidataci da Dio nostro creatore, in modo sempre vigile, poiché

[30] Indiani d'America, *Il Grande Spirito parla al nostro cuore*, Red Edizioni, Como 1995, p. 9.
[31] Ivi, p. 20.

siamo i suoi guardiani. Dobbiamo cercare di comprenderne il linguaggio, di rispettare ogni pulsazione dell'Universo, senza mai infrangere le sue leggi, senza spezzare mai nessuna delle sue armonie.

Da nonno Adolfo ho appreso un'infinità di cose su Madre Terra, che per volontà del Signore ci dona la vita e tutto ciò di cui abbiamo bisogno.

Dall'unione della Terra con l'Aria, con l'Acqua e con il Sole nasce il miracolo d'Amore che è il risveglio di ogni vita, quel potere che ci fa esistere quaggiù. La Terra ci è Madre, ci sorregge per mano, ci conduce lungo il cammino delle nostre esistenze. Siamo figli suoi, in lei viviamo e ritorneremo. È il nostro primo *luogo* ed è l'ultimo, "*terra sei e terra ritornerai*", sono parole della Bibbia.

Ma oggi accade spesso che uno nasce, vive, muore senza aver sentito mai il profumo aspro e dolce della sua Terra.

"L'uomo talvolta crede di essere stato creato per dominare, per dirigere. Ma si sbaglia. Egli è solamente parte del tutto. La sua funzione non è quella di sfruttare, bensì è quella di sorvegliare, di essere un amministratore. L'uomo non ha né potere, né privilegi. Ha soltanto responsabilità"[32].

Uno scrittore contemporaneo, premio Pulitzer '69, N. Scott Momaday, indiano nativo americano, discendente dalla tribù dei Kiowa, ha scritto:

"Noi esseri umani dobbiamo tornare a una comprensione della terra e dell'aria nel senso morale del termine. Dobbiamo vivere in armonia con un'etica della terra. È l'unica alternativa possibile a estinguerci"[33].

La Natura ha una sua luce sempre accesa e si lascia vedere

La Natura si *lascia vedere* tutta da chi abbia un buon rapporto con lei, perché ha in sé come un bagliore speciale, una sua luce costantemente accesa, che la rischiara, interiormente ed esteriormente.

Scoprii a fianco del nonno questo segreto che essa custodisce. Infatti, se ci si lascia guidare dal suo stesso chiarore, è possibile vedere, scorgere, comprendere ogni cosa, comunicare con tutti i suoi

[32] *Ibidem*, p. 20.
[33] Ivi, p. 58.

mondi, captare ogni loro vibrazione, percepirne ogni palpito di vita.

Facevo lunghe camminate attraverso un mondo dove tutto era *vivo e animato* e il cui equilibrio – a quel tempo – era ancora abbastanza integro e incontaminato. Stavo sempre col naso in su, incantato a guardarmi intorno.

Il nonno mi raccontava anche di *creature nascoste* che popolavano campi, orti, boschetti, rive di fiumi, paludi. Non riuscii però mai a scoprire se anche lui le vedesse. Non me lo fece chiaramente intendere; di certe cose misteriose aveva profondo pudore, perciò non ne parlava mai in modo esplicito.

Un giorno feci il mio primo *incontro ravvicinato* con le *creature nascoste*. Scoprii il mondo degli *spiriti della Natura*, quelle entità che nelle varie mitologie vengono chiamate anche *angeli della Natura*, *elfi*, *folletti*, *gnomi*, *fate* e in diversi altri modi ancora.

Si tratta del *popolo della terra*, che abita propri spazi e angoli, che non ama però farsi vedere dall'uomo, poiché sa che di rado l'uomo ha un buon rapporto con la Natura. Perciò questo *popolo*, costituito da esseri più o meno semplici, espressione elementare della Natura, ha imparato a mimetizzarsi abilmente.

Alcune di queste entità erano più evolute, altre invece più primitive. Mi era possibile vederle e in qualche modo comunicare con loro. Talvolta avevano un comportamento simile a quello dei gatti, schivo e riservato. C'erano quelle benevole, piene di buona volontà nell'aiutare l'uomo e la Natura. Altre erano burlone, dispettose, o addirittura malevole, talvolta si divertivano anche a rovinare i raccolti.

Tutte le volte che scorgevo questi esseri o ne avvertivo la presenza mi rendevo conto che anche grazie alla loro invisibile opera i semi germogliavano, le piante e gli alberi crescevano, i fiori sbocciavano, i frutti maturavano, i pulcini rompevano il guscio, le crisalidi diventavano farfalle, i sassi prendevano la loro forma, le cascate si dissolvevano come nebbia nell'aria, gli arcobaleni si tendevano da una parte all'altra del cielo, i fiumi trovavano la loro strada... E tutto al momento giusto... Sentivo che la vita del *popolo della terra*, di questi spiriti misteriosi, negli elementi che essi abitavano e governavano, era anch'essa sincronizzata con l'orologio della Natura e con il suo ritmo.

Chi viveva in campagna un tempo *sapeva* queste cose e con questi esseri cercava l'armonia. Le *rogazioni*, che un tempo si facevano attraverso le campagne, tra le tante cose servivano anche a tenere lontani gli spiriti negativi della Natura.

Tutti gli spiriti della Natura, positivi o negativi, buoni o cattivi che siano, sono difficilmente definibili. Comunque sia, esistono e con certezza! Anche se la maggior parte della gente è portata superficialmente a definirli "creature fantastiche".

Oggi gran parte della campagna è stata profanata e in modi diversi inquinata, perciò questi esseri sono quasi scomparsi. Sempre più di rado riesco a scorgerli; da loro stessi ho intuito quanto sia delicato il meccanismo di sopravvivenza della loro... *specie*. Però il *popolo della terra* esiste ancora! Alcune di queste entità si ritrovano in qualche isolato luogo del nostro pianeta, non ancora profanato dal vandalismo e dall'insensibilità umana. Infatti, non molto tempo fa, con alcuni amici di *Armonia* le abbiamo ritrovate in un angolo solitario delle nostre montagne, che ci guarderemo bene dallo svelare, perché sappiamo che la loro presenza e sopravvivenza dipende anche da un equilibrio naturale sottilissimo e precario, ormai quasi dappertutto compromesso dall'uomo.

Il *potere* delle erbe

È stato anche grazie a nonno Adolfo che ho potuto rendermi conto, in modo graduale, che Dio mi aveva concesso *occhi* e *orecchi* differenti da quelli fisici. Accanto a lui pian piano mi accorsi che potevo *comprendere* la Natura e il suo linguaggio. Da lei venivo *guidato e istruito*, apprendevo l'efficacia del potere di guarigione dell'universo verde che, come tutto ciò che vive, ha in sé una forza vitale, ha un suo *potere*.

A una pianta o a un'erba, della quale si ha necessità per curare, o per curarsi, ci si deve avvicinare in *modo sacro* e, quando si *lavora* con le erbe, ci vuole per loro sempre gratitudine e una preghiera di lode al Creatore. È necessario usarle con rispetto, sapere come e quando raccoglierle (mai nel momento della loro fertilità, quando hanno i semi o sono pronte per riprodursi), in che modo conservarle, trattarle, usarle, altrimenti non serviranno a niente o a molto poco.

La loro efficacia cambia in base a numerosi dettagli: se sono secche, oppure fresche, se vengono raccolte di giorno piuttosto che di notte, se sono femminili o maschili. Alcune vanno raccolte intere, compresa la radice, altre sono utili soltanto per alcune loro parti.

Molte delle mie conoscenze sulle erbe le ho comunicate, alcuni anni fa, a una ditta di prodotti erboristici. In questo modo le ho messe al servizio di tante persone.

Quando con le erbe si cura, si viene guidati e aiutati dallo Spirito divino, da quello del corpo dell'individuo o dell'animale ammalato, ma anche dallo spirito delle erbe. È il loro spirito infatti a suggerire al cuore dell'uomo come poter curare e curarsi molto meglio che con tutte le medicine create in laboratorio!

L'uomo ha in sé facoltà per poter comunicare con l'intero Creato, anche se spesso dimentica questo miracolo. Però, per poter avere da Dio il privilegio di mettersi in contatto con il mondo naturale, è necessario conservare un cuore di bambino e umiltà.

Il contatto diretto con tutti gli elementi della Natura ha fatto nascere in me un grande rispetto per il suo spirito, un amore corrisposto e un desiderio costante di ricerca.

Insieme al nonno ho piantato numerosi alberi e piante, che servono per curare e che ancora oggi vivono e vegetano nei campi intorno alla mia casa.

Per curare tante malattie oggi si ricorre, come accadeva un tempo, al mondo naturale, vagamente consapevoli però che è un Universo sacro. Infatti, quanti lo rammentano mentre distrattamente si preparano, per esempio, anche una semplice tisana? Tra lo spirito dell'uomo e quello della pianta, intesa in tutte le sue parti, della quale si ha necessità per curare, deve nascere un rapporto tra spiriti, un sentimento d'amore, da quando la si coltiva fino a quando la si raccoglie. Oppure da quando la si acquista in un'erboristeria, fino a quando se ne fa uso. E questo rapporto è indispensabile se si desidera la massima efficacia dal mondo vegetale. Quando si prepara anche un umile decotto, si deve pensare con sincera riconoscenza al dono che ci viene concesso. Così facendo si otterrà beneficio!

Tutte le piante sono sacre perché, come ogni cosa, sono anch'esse creature divine; hanno una loro anima, un'intelligenza, una personalità.

Gli antichi Celti se ne andavano a meditare tra le piante per parlare alla propria anima. Sostenevano che esse sanno vibrare con le nostre vibrazioni, che nelle piante possiamo leggere i nostri pensieri: se soffriamo, soffrono insieme a noi, si intristiscono e possono perfino morire. Captano i nostri sentimenti più profondi: crescono rigogliose se sentono che le amiamo.

Le piante come persone

Conosco personalmente ogni pianta che cresce intorno a casa mia. Quando passeggio, vado a salutarle tutte, una a una, come fossero persone. E se non lo faccio, avverto che si offendono. È come se non salutassi mia moglie o i miei figli.

Le piante si *lasciano vedere e conoscere* nella complessità della loro bellezza, nel loro valore terapeutico, curativo specialmente in certe particolari notti, purché ci si accosti per necessità autentica, altruistica, per finalità terapeutiche e non soltanto per interesse personale. È indispensabile chiedere loro il permesso di raccoglierle, oppure di raccoglierne alcune parti. Inoltre, è bene farsi suggerire da loro stesse la terapia.

Mi è capitato talvolta che per curare qualche malanno ricorressi a una determinata erba o pianta che, secondo la mia conoscenza ed esperienza, io ritenevo utile in quel caso specifico. Ma non ottenevo poi il risultato da me previsto e sperato. Era allora la pianta o l'erba stessa a suggerirmi di tentare un'altra strada, che però alla mia logica appariva del tutto assurda. Quando finalmente decidevo di affidarmi unicamente allo spirito della Natura, col cuore e non più con la mia testa, riscontravo risultati incredibili.

Dalle piante ho appreso l'amore disinteressato. Nel corso dell'intera esistenza vegetano per donare: ossigeno, ombra, riparo, alimento, rimedi per la salute e anche calore quando, alla fine della loro vita, alimentano il nostro fuoco.

Osservando la Natura, ho imparato sulla vita, sulla morte, i ritmi, i cicli naturali. Ho conosciuto le leggi di sopravvivenza, della selezione e dell'evoluzione delle specie, ma anche quelle della sopraffazione. Nella Natura non ho mai visto però crudeltà e violenza gratuita. Questi sono comportamenti tipicamente umani. Il mondo vegetale e quello animale non conoscono nulla di simile alla tortura, alla violenza malvagia e criminale, che spesso l'uomo esercita sui suoi simili.

"La tigre agisce secondo la propria natura e non conosce niente all'infuori di essa, perciò la tigre è divina e non vi è alcun male in lei. Se la tigre pensasse sarebbe un criminale", dice Sri Aurobindo[34].

[34] Sri Aurobindo, *Il Dio che sorride – Riflessioni e aforismi*, Ugo Guanda Editore, Parma 1995, aforisma 57, p. 35.

6. *Fratelli* animali

Fin da bambino *parlavo* con gli animali. Da quando ho memoria, sono stato sempre in sintonia con loro e li ho sentiti tutti *fratelli*.

L'uomo è in grado di stabilire un rapporto con le vibrazioni degli altri mondi; l'incomunicabilità esiste soltanto nella sua testa.

È lui che, come essere superiore, deve saper oltrepassare l'ostacolo che separa un mondo dall'altro e, nel mondo animale, quello di una diffidenza istintiva. Se anche a un animale ci si accosta con amore, sarà possibile stabilire con lui un rapporto di amicizia, poiché non ha pregiudizi come noi, bipedi umani. Tutto sta nella personale capacità di aprire il proprio spirito.

In qualunque luogo io mi trovi, gli animali che sono lì intorno si accostano inevitabilmente a me; tra noi non esistono barriere.

Talvolta mi capitano cose divertenti. Per esempio, quando lavoro tra le mie piante officinali, nell'orto botanico dell'Oasi, le due lentissime tartarughe che vivono lì si affrettano a raggiungermi, e questo fatto riesce ogni volta a sorprendermi. Il cagnolino di casa nostra si intrufola sempre e solo tra indumenti oppure oggetti che mi appartengono. Conosco bene tutti i pesci che popolano il nostro laghetto e, quando mi avvicino alla riva, vengono a galla, mettono la testa fuori, quasi a volermi salutare. In alta montagna i caprioli selvatici, dimenticando la loro naturale timidezza, mi si avvicinano e senza alcun timore mi seguono. Devo fare attenzione che non mi... seguano le pericolose zecche, di cui sono portatori! Nel pezzo di terreno che circonda la mia casa, gli uccelli e i nidi sono sempre più numerosi che nei campi intorno.

Il contatto telepatico con gli animali è immediato. Ancora oggi ricordo bene due episodi, accaduti quand'ero bambino.

Un giorno, in campagna, caddi dal carro pieno di fieno fra gli zoccoli di Stella, la nostra cavalla, che lo stava trainando verso casa. C'è mancato poco che Stella, senza alcuna colpa, mi travolgesse. So di averle chiesto di bloccarsi, lei riuscì a farlo, e appena in tempo.

Un'altra volta, avrò avuto circa dieci anni, stavo pulendo la stalla. Le mucche erano andate ad abbeverarsi tutte alla fontana del cortile. Si apprestavano a rientrare, in gruppo e trotterellando velocemente, quando scivolai proprio davanti alla porta d'ingresso. La mucca è un animale che in genere non si arresta davanti a un ostacolo, lo calpesta, specie se è spinta dal suo branco. Atterrito, so di aver chiesto a tutte di fermarsi. E insieme si arrestarono all'istante.

Dagli animali, tra le tante cose, si può imparare l'autoguarigione: è sufficiente osservarli in modo attento. In questo campo ho appreso molto da loro.

Ho parlato al purosangue

Nella mia vita di ogni giorno capita di frequente che mi portino gli animali più diversi, ammalati o feriti, da *curare* o da *sistemare*. Molti dei miei *interventi* su di loro sono stati filmati, perché è commovente osservare in quale modo un animale che soffre si comporta verso di me che lo curo. Una volta tranquillizzato, si mette letteralmente nelle mie mani. Poi, quando si sente meglio, mi ringrazia, mi informa sulla sua salute, cerca in tutti i modi possibili di dimostrarmi la sua riconoscenza e gratitudine. E sembra quasi volermi donare il cuore! Curare un animale ferito è per me un'esperienza emozionante.

Spesso si tratta di curare dei cavalli che hanno subìto traumi e che rischiano di venire abbattuti, anche quando li si potrebbe salvare. Una frattura ossea o un legamento fuori posto provocano, si sa, dolore intenso, insopportabile, perciò non è difficile immaginare che *sistemare* ossa, oppure legamenti – e senza alcuna anestesia – a un animale non è certo come fargli una carezza!

Quando un cavallo infortunato arriva da me, sia esso un nervoso purosangue o uno stallone selvatico, si rilassa subito, si mette calmo, mi si affida totalmente e, senza scalciare, si lascia *sistemare.*

Ricordo un episodio, un purosangue caduto in pista, gravemente infortunato a uno zoccolo e in attesa di venire abbattuto. Il suo proprietario non voleva rassegnarsi a perderlo. Aveva sentito parlare di me; la notte sognò che andavo a *sistemare* il suo cavallo. Il mattino seguente si precipitò a prendermi. Quando entrai nel box, il purosangue era irrequieto, sudato, la bocca schiumante, gli occhi iniettati di sangue e sbarrati dalla paura. Nitriva senza interruzione, quasi presagisse la fine che lo attendeva, e per il dolore che la frattura gli procurava scalciava di continuo. Erano in quattro gli uomini che, con delle cavezze, tentavano inutilmente di immobilizzarlo perché io potessi intervenire su di lui. Pregai tutti di uscire. Restammo soli... faccia a muso. Lo accarezzai dolcemente sul collo, sulla criniera, cercando di trasmettergli fiducia. Lo guardai negli occhi spaventati e gli parlai come si parla a un uomo: "Fratello – gli sussurrai –, se non ti lasci sistemare lo zoccolo, tu domani il sole non lo vedrai!". Come per incanto il cavallo mi comprese, si mise tranquillo, alzò lo zoccolo e docilmente si lasciò curare. Quando terminai il mio lavoro, non la smetteva più di nitrire gioioso, di ringraziarmi, di saltellare e di darmi col muso pacche sulle mani e sul volto.

Piansi come un bambino.

Gli animali comunicano con noi, ma noi dobbiamo essere in grado di metterci al loro livello e in sintonia. Ognuno ha una sua propria personalità, che l'uomo deve intuire, interpretare, comprendere, ma soprattutto rispettare.

Qualcuno ha detto: "*Più conosco gli uomini, più amo gli animali!*". Si tratta di una battuta che però fa molto riflettere e meditare.

Noi trasformiamo spesso animali domestici, come cani e gatti, in tanti signorini o bambini, ridicolizzandoli con cretine smancerie. Dobbiamo invece amarli per quello che sono: animali. Capita che ci si affezioni a una bestia, la portiamo con noi, ma poi pretendiamo di cambiarle abitudini, rapporti, la costringiamo a star sempre chiusa in casa. Accade sovente che, dopo aver sfruttato un animale a nostro piacimento, lo abbandoniamo a se stesso, come succede con i *cani stagionali*. Non sempre sappiamo rispettarne la libertà; arriviamo a sottoporre un animale domestico a operazioni chirurgiche per impedirgli di procreare, poiché questo causerebbe delle noie a noi. Non assecondandolo nei suoi veri istinti, anziché aiutarlo, riusciamo a rovinargli l'esistenza. Spesso, prendendo con sé un animale, non si agisce per altruismo, ma per puro egoismo. Nel momento in cui lo accogliamo con noi, ci assumiamo precise responsabilità nei suoi confronti, perché si ha a che fare con una creatura divina. Anche lui ha i suoi diritti, che dobbiamo saper rispettare, altrimenti è molto meglio lasciarlo dov'è: lì forse può vivere *il suo* meglio.

Anche il *prendersi cura* di un animale diventa esperienza di crescita, sia per l'uomo che per l'animale, a patto però che ciò avvenga nel modo giusto per quest'ultimo. Un rapporto di amicizia uomo-animale diviene anello di congiunzione uomo-Natura. Si tratta di comprensione reciproca e, se questa ci sarà davvero, si riuscirà a interpretare senza difficoltà anche tanti piccoli gesti di queste creature, come occhiate, strisciate, scodinzolamenti, leccate, raspate...

La telepatia, che permette la comunicazione con un altro essere, è *un'arte divina*, un dono che si deve coltivare. Nessun uomo è in grado di insegnarla, tantomeno la si può apprendere da libri. La pretesa di imparare sistemi di contatto con altre dimensioni, tecniche telepatiche o cose del genere sui libri, oppure attraverso corsi organizzati è pura follia. Per conseguire tale capacità è indispensabile lavoro spirituale, crescita personale. Si deve lavorare su se stessi se si vuole approdare a qualcosa. I doni divini si portano avanti o si conseguono per mezzo di un cammino spirituale e di uno sforzo interiore profondo.

È necessario comprendere bene che cosa significa essere anello di congiunzione uomo-Natura!

Affascinato dai serpenti

Da bambino, di nascosto naturalmente dai grandi, andavo a scovare ogni specie di rettile, serpente, serpentello, vipera o scorpione che si trovava in giro dalle nostre parti. Con il loro permesso li prendevo e me li infilavo in tasca. Per un po' li trattenevo accanto a me e poi li lasciavo andare là dove li avevo raccolti. Sapevo che potevo fidarmi della loro... amicizia, con la certezza che non mi avrebbero fatto alcun male. Con me erano gentili e inoffensivi e, come tutti gli altri animali, li sentivo fratelli. Una volta cresciuto, ho continuato a comportarmi in questo modo, e anche in altri paesi dove esistono serpenti e scorpioni di specie più pericolose che in Italia.

Tra me e loro scatta un rapporto di naturale attrazione, una specie di comunicazione del cuore. Anche con i rettili ho sempre potuto stabilire un immediato contatto telepatico.

Ancora oggi ho l'abitudine di infilarli in tasca o in un sacchetto di stoffa dentro al mio zainetto, per tenermeli un po' accanto. Li prendo con delicatezza e con amore, hanno sempre tante cose da insegnarmi...

Mi incanta il loro misterioso modo di muoversi e di attorcigliarsi, quello strisciare sinuoso, quasi uno scivolare. Mi affascinano i loro occhi, capaci di scrutare profondamente e di trasmettere. Tutti i serpenti sono molto intelligenti e pieni di mistero, particolarmente sensitivi. Per loro nutro il massimo rispetto perché *conoscono* tante cose, non solo della Natura ma anche dell'uomo. C'è una pratica, ancora oggi in uso in alcune zone d'Italia e in altre parti del mondo, che ho potuto sperimentare personalmente.

Si tratta di fare diagnosi di malattie usando il serpente colubro, di Esculapio, non a torto scelto da Ippocrate come simbolo della medicina. Questo rettile viene fatto *camminare* sul corpo del *paziente*.

Nel punto in cui il serpente sente che c'è uno squilibrio, cioè qualcosa di *non naturale*, dove avverte malattia, lui si ferma e in modo sicuro e preciso dà un suo segnale.

Da parte del paziente ci vuole un po' di coraggio iniziale per sottoporsi a questa pratica. Da parte del guaritore è necessario saper captare, riconoscere e interpretare il segnale del serpente. Tutto diventa possibile quando si ha dimestichezza col mondo animale, che diviene *fratello*, come diceva san Francesco.

Mi capita talvolta di dover catturare una vipera o qualche altro tipo di rettile velenoso, perché il suo veleno è indispensabile all'integrazione di alcuni preparati curativi a base di erbe. Ma lo faccio sempre e soltanto con il loro permesso, ringraziandoli di cuore per il sacrificio che offrono (e qualche volta anche il sacrificio di sé, della loro vita, ma ciò accade di rado) in favore della salute dell'uomo. E anche per loro prego il Creatore.

Noi di *Armonia* abbiamo organizzato alcune mostre ecologiche per far conoscere anche le varie specie di rettili che vivono nelle nostre zone. La gente prendeva confidenza con i serpenti, imparava a non temerli troppo, ma soprattutto a rispettarli. Nei diversi luoghi dove mi recavo per catturare i rettili che ci servivano, mi concentravo per una decina di minuti, comunicavo loro telepaticamente i motivi per cui dovevo catturarli per un po' di tempo e in breve riuscivo a riempire i nostri sacchi con le specie che ci erano necessarie. Non dimenticavo di ringraziarli per la loro generosità.

Le vipere, come tutti i rettili, sono molto sensitive. Avvertono, per esempio, quando stanno per verificarsi scosse telluriche e in qualche modo le segnalano in anticipo, come fanno anche cavalli, gatti e altri animali.

Rammento un episodio, accaduto al tempo del terremoto in Friuli.

Anche nelle nostre zone avvertimmo forti scosse telluriche; temendo il peggio, tutti in famiglia erano terrorizzati. Catturai alcune vipere, le custodii in un terrario, perché in caso di pericolo facessero da... campanello d'allarme. Infatti, se di giorno le vedevamo agitate, ci preparavamo a uscire di casa. Se alla sera erano irrequiete, ce ne andavamo tutti a dormire dentro alla mia tenda di legno, piantata nell'angolo del campo.

Qualche rarissima volta è accaduto che un rettile velenoso, custodito nei terrari dentro casa mia per i miei... esperimenti, se ne scivolasse fuori. Ma non è mai accaduto che questi miei fratelli abbiano fatto del male a qualcuno.

"Dormi con un cobra dentro al letto!"

Quand'ero ragazzo, c'è stato un periodo in cui per dei lunghi mesi ho vissuto in una fredda località lontana dall'Italia, ritirato in una grotta. Oltre a una capretta selvatica, che generosamente mi forniva il suo latte, avevo per compagno un cobra velenoso. Il serpente aveva preso sia l'abitudine di bere il latte tiepido della capra dalla mia ciotola, sia quella d'infilarsi, di notte, dentro al mio altrettanto tiepido sacco a pelo. E se ne stava al calduccio, insieme a me!

Questo cobra mi è stato estremamente utile per apprendere cose indispensabili per chi pratica le discipline yogiche. Fu per merito suo infatti che mi allenai a imparare alcune difficili tecniche, essenziali nello yoga per la meditazione, cioè quelle del rilassamento, dell'immobilità del corpo, della concentrazione, dell'essere sempre *desto*. E dovetti per necessità di cose impararle alla svelta, dentro a quel tiepido sacco a pelo, in compagnia di un cobra velenoso pronto a saltare su!

Infatti, ero costretto a starmene rilassato, respirando lentamente, profondamente, silenziosamente.

Dovevo rimanere immobile, senza tensioni, per evitare che il serpente scattasse. Qualunque animale avverte quando ci sono tensioni, perciò diventa a sua volta teso, quindi pericoloso.

Stavo concentrato sul cobra, senza distrazioni, non potevo distrarmi. Ferma concentrazione, quindi, fissità della mente su un unico punto.

E anche quando dormivo, ero tuttavia costantemente vigile sul serpente, sveglio, ero sempre desto.

Oggi, se qualcuno durante i corsi di *Yogarmonia* mi chiede: "Ma come faccio a imparare a rilassarmi completamente, a stare del tutto immobile, a concentrarmi unicamente su Dio? Che cosa vuol dire essere desti anche quando si dorme?". Io gli rispondo: "Prova a dormire con un cobra dentro al tuo letto!".

7. Incontro con il *guru*

> "*...Non è facile incontrare un maestro e ancor più difficile è capirlo...*
> *...Il suo insegnamento è: 'Guardatevi l'un l'altro come divini'...*
> *...Il vero guru non fa mostra dei suoi segreti interiori... sebbene tutto conosca, finge ignoranza... ...Non attribuisce molta importanza ai poteri miracolosi. Afferma che in confronto al miracolo della manifestazione divina tutti gli altri diventano insignificanti...*
> *...Lavorando come un servo trasforma il corpo in oro puro...*".
>
> SVAMI MUKTANANDA[35]

"È ora di lasciare i giochi..."

Da anni attendevo con fiducia che, come predetto da don Antonio, arrivasse finalmente la persona che mi avrebbe aiutato a comprendere qualcosa di più sulla mia vita.

E un giorno questa persona, puntualmente, arrivò.

Era l'estate del '62, avevo quattordici anni. Mi trovavo in gita sui monti delle Dolomiti con un gruppetto di amici. Camminavo dentro a un bosco, un po' distanziato dagli altri, quando scorsi un uomo venirmi incontro lungo il sentiero. Da quella presenza fui colpito profondamente, senza riuscire a capirne il perché. Era un uomo come tanti, fisicamente non aveva nulla di particolare, vestiva in modo del tutto anonimo. Ma quando, incrociando il mio cammino, lui mi guardò e mi rivolse la parola, mi parve che intorno a noi nulla più esistesse. In me rimaneva solo la vaga consapevolezza che ci conoscessimo e ci stessimo aspettando da sempre.

"Per te, ragazzo mio, c'è solo questo sentiero"... Furono le prime parole che mi disse. E poi: "Quello che ti è già stato fatto intravedere e che tu stesso intravedi. Devi infine deciderti a incamminarti!".

[35] Cfr. Svami Muktananda, *Il giuoco della coscienza*, Edizioni Mediterranee, Roma 1976, p. 47.

Ricordo che provai immediata fiducia per quell'uomo, mi stavo già affidando a lui: "No, no... – mormorai – da solo non so andare! Ho bisogno di aiuto. Da solo non so cercare...".

"È ora di lasciare i giochi – disse, incoraggiandomi – e di dedicarsi allo spirito...".

Scattammo alcune foto insieme. Tornato in paese, subito mi precipitai da don Antonio a raccontargli di quel mio incontro, senza risparmiargli alcun particolare. Gli riferii per filo e per segno il contenuto della nostra conversazione. Il buon parroco stette ad ascoltarmi; assorto e con volto serio osservò le fotografie che gli avevo portato; mi diede infine la sua approvazione: era proprio *questa* la persona che da anni entrambi aspettavamo.

Quell'uomo, incontrato sul sentiero nel bosco delle montagne venete, era il mio *guru*.

Le sue origini, la sua vera natura erano avvolte nel mistero. Del resto, a che serve svelare origini e nome del *guru*? Era un maestro orientale, un mistico dell'Islam, un Derviscio, un sufi...

"Il perfetto sufi è grande, esaltato; è sublime. Egli ha raggiunto il più alto grado di padronanza attraverso l'amore, il lavoro e l'armonia. Tutti i segreti sono a lui aperti e il suo essere è completamente imbevuto di magica luminosità. Egli è la Guida e il Viaggiatore sulla Via di bellezza, Amore, realizzazione e potere infiniti, il Guardiano della più Antica Saggezza, colui che traccia la strada verso i supremi segreti; l'adorato amico, la cui sola presenza ci eleva, dando nuovo senso allo spirito dell'umanità"[36].

Mi fu maestro dal '62 al '70, quando passò ad altra vita. Non fece in tempo ad assistere al mio matrimonio, che venne celebrato nel 1971.

Era un tipo solitario, saggio, per alcuni aspetti enigmatico. Cittadino del mondo, libero, non apparteneva a nessuno e a nessuna confraternita in particolare, sebbene ne praticasse alcune. Senza alcun legame, viveva alla giornata, non aveva scuole, seguiva pochissimi discepoli. Dalla sua persona emanava una profonda beatitudine. Percepivo la Grazia divina che era in lui e che egli riusciva a trasmettermi attraverso il potere della sua intensa spiritualità. Era, allo stesso tempo, severo e dolce, buono e inflessibile. Al suo fianco incominciai a vedere un po' più chiaro nei misteri della mia esistenza. Finalmente qualcuno sapeva spiegarmi quelle cose che fino ad allora erano rimaste interrogativi senza risposta. Ricordo che quando in-

[36] Idries Shah, cit., p. 28.

terpellavo il povero don Antonio su concetti *strani* (più tardi avrei scoperto che riguardavano yoga o mantra) lui esclamava: "Benedetto ragazzo, ma dove mai andrai a pescarle, tu, certe cose?!".

Vita col maestro

Dopo quel primo incontro, cominciai a trovarmi con il mio *guru* di tanto in tanto. Il suo lavoro lo portava spesso nel Veneto. Per vivere libero e indipendente faceva il venditore di tappeti in giro per l'Europa.

Sosteneva che "in qualunque posto ci si trovi o qualunque sia la nostra attività, è sempre possibile agire con amore e fare la volontà di Dio". E che "è necessario imparare a svolgere qualsiasi lavoro, per poter essere sempre indipendenti".

Mi diceva: "Ogni esperienza ha qualcosa da spiegarci, e noi dobbiamo essere pronti ad accoglierla. Questo ci permette di vivere in modo più libero, senza dover dipendere dagli altri e tutto ciò, soprattutto per una guida spirituale, è una condizione indispensabile. Un maestro non deve dipendere da discepoli o da altri assistenti, ma essere autosufficiente. Cosa che gli consente anche, se necessario, di togliere al discepolo la maschera, di mazzolargli l'ego, di *tagliargli la testa*. Se il suo discepolo poi se ne scappa lontano, lui non perde nulla. Se tra maestro e discepolo si dovesse invece stabilire un rapporto di interdipendenza, non si avanzerebbe di un passo sul cammino spirituale. Il maestro non sarebbe in grado di far davvero crescere il suo discepolo. Solo nella libertà si può donare, e donare anche se stessi, unicamente per la gioia di farlo, senza condizioni".

Con lui incominciai a viaggiare per il mondo e, nei periodi più o meno lunghi che trascorrevamo insieme, mi rivelava i misteri dello yoga, mi parlava dello scopo dell'esistenza dell'uomo e della sua presenza sulla Terra. Mi spiegava che il senso della vita dipende dall'uso che se ne fa. Che si riesce a comprendere la vita solo vivendo e sperimentando ogni cosa, grande o piccola che sia, con dedizione totale e profonda consapevolezza.

Col suo aiuto, comprendevo l'importanza dei veri e irrinunciabili valori dell'esistenza che, grazie alla Voce e a don Antonio, avevo già iniziato a intuire. Mi diceva che la vita spirituale è uno scrigno prezioso, del tutto intimo e segreto.

Mi svelò il ruolo dei sogni nel cammino spirituale; mi disse che andavano trascritti e mai rivelati, perché anche essi sono patrimonio personale, da tenere per sé e da cui trarre insegnamento, conoscenza, potere.

Iniziandomi alle discipline dello yoga, mi insegnò ad andare dentro me stesso, a lasciarmi andare nella meditazione, a... mollare ogni ormeggio per unirmi al Tutto, per farmi rapire da Dio.

Morire a se stessi

> "*Uno si recò alla porta dell'Amata e bussò.*
> *Una voce disse: 'Chi è là?'.*
> *Egli rispose: 'Sono io'.*
> *La voce disse: 'Non c'è posto per Me e per Te'.*
> *La porta restò chiusa.*
> *Dopo un anno di solitudine e privazioni egli tornò e bussò.*
> *Una voce da dentro chiese: 'Chi è là?'.*
> *L'uomo disse: 'Sei tu'.*
> *La porta si aprì per lui*".
>
> MAULÂNÂ JALÂL UD DÎN RÛMI[37]

Meditare è *morire a se stessi*, cercava di farmi comprendere il mio *guru*.

Mi diceva che ci si deve accettare per quel che si è, senza permettere alla mente di convincerci di essere qualcosa di diverso dal nostro vero Sé. Che non è mai la mente, sempre in continua agitazione, che deve costruire e spiegare la nostra vita. E che è possibile comprendere la vera realtà, Dio, solo quando la mente è immobile, fissa su di Lui. Quando è finalmente ferma, non fa più domande, lascia tutto lo spazio alla comprensione del cuore, che non ha limiti. Sosteneva che la mente può costituire il più grande problema e ostacolo per l'uomo, renderlo schiavo, rubargli la libertà, perché è lei che crea l'ego, l'io individuale ed egoista. È lei che ci impedisce di essere liberi e che, condizionata da spazio e tempo, le uniche dimensioni che conosce, crea tutte le illusioni della nostra vita.

Mi faceva capire che se si riesce a guardare il tutto dal di sopra e al di fuori dalle sole dimensioni che la nostra mente conosce, e concepisce, e dentro alle quali ha imparato a muoversi, l'ottica di ogni cosa, di ogni accadimento, cambia totalmente. Si vede con altri occhi

[37] Maulânâ Jalâl Ud Dîn Rûmi, cit. in: Idries Shah, *I Sufi*, cit., p. 285.

ciò che noi siamo, la nostra fragilità, il dolore, la malattia, la morte. E mi ripeteva che è la mente, ambiziosa ed egoista, col suo affannarsi senza soste, che ci fa restare ancorati e prigionieri nelle dimensioni terrene. Che è lei il nostro problema, perché tende a imbrigliare e a incasellare ogni cosa, compresi noi stessi e perfino Dio! Che la mente può essere *una gran brutta bestia*, se l'uomo non impara a governarla e addomesticarla con la propria volontà e con il cuore.

M'insegnava che si deve imparare a essere liberi e che libertà vuol dire essere liberi da tutto: essere soltanto amore, Amore, essere in Dio.

"Dio è Amore, non astruso Mistero – mi diceva – e la vita va vissuta con amore e tutti i suoi derivati. L'amore è rispetto, pietà, compassione, perdono, generosità, fratellanza... L'amore non possiede né pone condizioni. È vivere senza interessi personali, senza invidie, senza alcuna avidità, senza attaccamento a oggetti, idee, persone, cose. Amore non è *quanto amo*, ma semplicemente *quando amo*. E l'amore non è affatto prodotto della mente, ma del cuore, e soltanto l'amore è in grado di trasformare le persone e il mondo".

Fu in quel periodo che sotto la sua guida incominciai a praticare yoga in modo regolare, ma lo facevo di nascosto da tutti. Pian piano, con il suo aiuto, riuscivo a comprendere meglio i numerosi insegnamenti della Voce, a mettere al loro posto tasselli del mosaico della mia vita, rimasti fino ad allora senza una precisa e chiara collocazione. Con lui andavo integrando gli insegnamenti mistici, ricevuti anche dal mio Spirito Guida.

Parole e sguardi

Il mio *guru* mi faceva progredire su quel "sentiero che mi era stato fatto intravedere", come mi aveva detto al momento del nostro primo incontro. Un po' alla volta, mi preparava a concretizzare le promesse e le richieste della Voce, "*farai parte del gioco divino... desidero tu faccia la mia volontà...*". Mi faceva chiaramente intendere che nella vita avrei dovuto fare il *guaritore-tiraossi*, il guaritore spirituale, attraverso l'insegnamento dello yoga. Avrei indicato ad altri la via mistica dello yoga. Attraverso questa disciplina spirituale avrei aiutato la gente a *guarire*, e nel corpo e nello spirito, infine ad autoguarirsi. Quel *gioco divino* l'avrei fatto insegnando *Yogarmonia*: è in questo modo che avrei *giocato* per Dio. E avevo il dovere di percorrere il sentiero che era stato tracciato per me e di portare a termine il compito che mi era stato affidato, nonostante ostacoli, difficoltà, sofferenze che inevitabilmente avrei incontrato lungo il cammino e che avrei dovuto affrontare.

Il *guru* mi trasmetteva la sua saggezza e la sua conoscenza non soltanto a parole ma, come faceva don Antonio, anche solo con gli sguardi, semplicemente guardandomi: attraverso la sua Grazia mi infondeva insegnamenti spirituali.

Mi illuminava, perché potessi meglio comprendere il significato di quanto, fin da bambino, mi accadeva. Al suo fianco imparavo a convivere con i carismi ricevuti dal Creatore. A questo riguardo, il maestro non perdeva mai l'occasione per ricordarmi che qualsiasi dono ricevuto non mi apparteneva in alcun modo e che qualsiasi cosa potesse avvenire attraverso di me e per mio mezzo era esclusivamente per volontà di Dio e opera della Sua Grazia. E sottolineava soprattutto che io *non avevo alcun potere*, poiché ogni potere è solo nelle mani del Signore.

Ma di tutto ciò ero già profondamente convinto, e lo sarò sempre.

In grotta

Il mio rapporto con il *guru* spesso era difficile. Le convivenze, anche quelle spirituali, talvolta sono burrascose. C'erano momenti in cui ci scontravamo, poiché ogni cammino spirituale è duro ed è anche una continua lotta con se stessi. Non sempre riuscivo a comportarmi da... santo! Quando il maestro metteva alla prova il mio ego, e lo faceva nei modi più diversi e imprevedibili, allora per me erano giorni neri! Più di qualche volta lo mandavo letteralmente a... quel paese e scappavo via. Ma poi finiva sempre che ritornavo. E lui, come se nulla fosse accaduto, ricominciava da capo a massacrarmi l'ego!

Tra maestro *che sa* e allievo *che deve sapere* si crea inevitabilmente conflitto, pur se a livello inconscio. La parte sotterranea del discepolo spesso non sopporta il maestro, poiché sente che lo vuole mettere alla prova, *darghe 'na scaturia* (dargli uno scossone, svegliarlo, scuoterlo), mazzolargli l'ego. In fin dei conti il maestro è scomodo, perché ti mette di fronte a te stesso: "Guardati come sei, devi cambiare!". E cambiare è faticoso, richiede sforzo.

Negli anni in cui mi fu accanto, il mio *guru* non si limitò a indicarmi la via mistica, ma mi iniziò alle arti esoteriche, alla Via dei sufi, mi insegnò yoga con tutte le sue tecniche. Da lui apprendevo mantra, danze mistiche nei loro profondi significati, e ne sperimentavo gli effetti. Con lui approfondivo anche l'arte di curare con le erbe e con quanto la Natura mette a disposizione dell'uomo; imparavo nozioni di arte galenica e diverse altre cose ancora.

Tutto ciò che mi insegnava io lo dovevo sperimentare, mettere in pratica. E certe volte era dura per davvero! E uno dei momenti più duri di quel periodo fu quando mi convinse che dovevo imparare a vivere per un po' di tempo isolato, completamente da solo. Perciò vissi per alcuni mesi in una grotta.

La prima volta fu per quattro, cinque mesi di seguito, sui monti di un paese straniero. La seconda, per alcuni mesi, sulle nostre montagne venete. Complessivamente vissi isolato per un anno.

Su quei monti non c'era anima viva; la mia alimentazione era costituita da mele, acqua, pane secco, qualche misero pezzetto di formaggio, germogli, bacche e radici, talvolta dei funghi. All'estero era più ricca, in supplemento avevo il latte che mi forniva una vecchia capra, che viveva nella grotta insieme a me e mi faceva compagnia, insieme al cobra di cui ho raccontato. La capretta era diventata il mio più grande amico; questa creatura di Dio non solo mi nutriva, ma spesso riusciva a infondermi forza e sembrava quasi volermi proteggere.

Il maestro, che non si stancava mai di mettere alla prova il mio ego, mi rassicurava: "Quando sarai lassù, in grotta da solo, a meditare, io ti seguirò. Verrò a trovarti". Ma poi, per quindici giorni e anche più, non si faceva vedere. Mattina e sera dovevo recitare le preghiere e i mantra che mi aveva insegnato. Così facendo, secondo lui, non solo avrei imparato la comunione col Divino, ma i *canti di potere*, che mi aveva *affidato*, avrebbero reso inoffensivo ogni essere, ogni cosa, tutti gli spiriti e perfino i serpenti più velenosi. E fu così, infatti.

Quando ero in grotta sulle nostre montagne venete, che notti e che rumori! Avvertivo la presenza di tanti spiriti di trapassati, vaganti senza pace. Li sentivo ancora aggrappati disperatamente a questa dimensione, non avevano raggiunto la rassegnazione del distacco. Per queste anime pregavo intensamente e pian piano tutto fu in pace. Venni in seguito a sapere che sull'altro versante della montagna c'era un monumento-ossario ai soldati caduti nella guerra del '15-'18. La grotta si trovava molto vicina a un territorio dove si era svolta una cruenta battaglia, in cui numerosi giovani soldati avevano trovato una morte violenta.

Il mio *guru* sosteneva che isolato in grotta avrei imparato a meditare nella più completa solitudine e avrei presto sperimentato l'estrema importanza del silenzio interiore. "Quando ti troverai lassù da solo – mi diceva – mediterai e pregherai nel modo più intenso. Dimenticherai il mondo e le sue cose. Ti sentirai distaccato da tutto: dalla gente, dalla vita di ogni giorno, dalle tue cose personali, dai problemi quotidiani, dai dolori, dalle gioie. Sarai libero! Nel grembo materno della grotta imparerai a morire e a rinascere. La tua mente ritornerà a essere pura e cristallina; sarà vuota di tutto, piccola, bambina, senza alcuna idea o concetto. E solo allora sarà adatta ad accogliere Dio. La solitudine, il digiuno, la preghiera ti renderanno leggero come una piuma, sarai meno materia e più spirito, e questo più facilmente saprà elevarsi e unirsi al Tutto. *Sentirai*, *vedrai*, *comunicherai* con ogni cosa, perché tu sarai ogni cosa e ogni cosa sarà te. Sarai desto e cosciente e, con umiltà, riconoscerai che tutto quello che accadrà non proverrà *da* te, ma verrà *a* te. Comprenderai... Capirai... Il tuo spirito potrà volarsene libero verso l'Infinito. Dimenticherai il tuo corpo quaggiù. Ti distaccherai da lui; potrai spaziare nella dimensione eterna, *altrove*, fluttuare sulla Terra, guardare tutto dall'alto, da un'altra dimensione. Sentirai quanto sia leggero il tuo spirito e quanto invece sia ingombrante il peso della materia e ti limiti. Raggiungerai la certezza di quanto sia importante la tua anima, il tuo Sé, unico, irripetibile, divino, eterno! Immortale".

Trascorrere tanto tempo completamente isolato e solo fu un'esperienza da una parte stupenda, ma dall'altra anche molto dura da sopportare. E c'è ben poco da raccontare... non si può neanche immaginare! Ed è perciò che questo tipo di esperienza non l'ho mai consigliata, né la consiglierò, a nessuno.

Tuttavia, la mia fede fu così forte che con la preghiera riuscii a superare anche ogni mia paura.

Mettere il naso fuori

Quando incominciai a viaggiare, avevo più o meno quindici anni. I primi viaggi li feci insieme al mio *guru*. Con lui visitai il mondo fino a quando non dovetti prestare servizio militare. Lui morì pochi mesi dopo che ebbi concluso il mio periodo di leva. In seguito ho continuato a viaggiare abbastanza spesso, sia da solo che con altri.

In compagnia del maestro visitai India, Kurdistan, Afghanistan, Pakistan, Iran, Egitto, Turchia, Grecia e altri paesi d'Europa. In famiglia dicevo che me ne andavo in giro con amici, facendo l'autostop. Era il periodo in cui tanti ragazzi, anche della mia età, visitavano l'Europa in questo modo. Avevo iniziato a lavorare molto presto e a quel tempo i soldi per viaggiare me li guadagnavo facendo il meccanico.

Nei vari paesi ci spostavamo con i mezzi di trasporto che capitavano, non esclusi muli, somari, cammelli, elefanti. Ma spesso erano le nostre gambe che ci portavano. E così continuai a fare anche dopo la morte del mio *guru*, quando viaggiavo da solo.

A quindici anni sentivo il bisogno di mettere il naso fuori, di affrontare il mondo, di esplorare altre prospettive. I viaggi mi avrebbero offerto occasioni per valutare le mie esperienze, per approfondire quello che avevo imparato. Conoscendo paesi, culture, persone diverse avrei potuto sviluppare una visione più ampia dell'esistenza, comprendere meglio il significato di quanto mi veniva offerto.

Progredire spiritualmente non è solo un viaggiare in se stessi, ma anche dentro la vita, che è maestra. E la vita la si incontra nel mondo.

I contatti con altri universi mi consentivano, dunque, non solo di ampliare la mia conoscenza, ma soprattutto di infrangere tante mie barriere, fisiche, spirituali, intellettuali, che costituivano i miei confini personali. Questi sono apparentemente innocui, ma, come tutte le illusioni congegnate dalla mente per sentirsi al sicuro, mi avrebbero impedito di vivere davvero.

Ogni esperienza di viaggio ancora oggi mi apre gli occhi; mi fa comprendere quanto si possa essere limitati, chiusi, spesso anche insospettabilmente intolleranti. Viaggiando è possibile apprendere in modo diretto, e ben più concretamente che non da pagine di libri o da parole; i volti, i gesti, i suoni toccano più da vicino e a fondo.

Quando tutte le maschere cadono, passato lo stupore o la sorpresa, dappertutto riconosciamo il nostro stesso volto, siamo tutte umane creature divine, ognuna in cammino con il suo bagaglio verso la stessa Meta.

Ed è nel momento in cui questa consapevolezza si risveglia che sorge spontaneamente la percezione di cosa siano la Compassione, la Carità, l'Amore universale. Allora, al di là di paesi, razze, religioni, vesti, diventiamo tutt'uno con questa Verità e sentiamo di essere Una sola Cosa.

Puntualmente mi venivano offerte opportunità per meglio comprendere che cosa significasse determinazione, volontà, dedizione.

Che cosa volesse dire quel *vivere da mistica colomba, da santo, ma comportarsi da guerriero*, che don Bordignon mi aveva inculcato. Attingere, cioè, attraverso la contemplazione mistica alla Sorgente Divina e, con la Forza della Sua *compassione*, abbracciare la vita con profonda solidarietà (che è compassione in azione), *essere accanto* a ogni fratello in tutte le lotte, i rischi, le umane sofferenze.

Quello dei viaggi insieme al mio *guru* costituì uno dei periodi più importanti per la mia formazione. Fu allora che, in stato di meditazione profonda, di *samadhi*, rivisitai esperienze di mie vite passate. Di esse avrei trovato conferma più tardi presso più di un maestro spirituale, che crede nella reincarnazione.

Andavo ampliando la mia conoscenza anche attraverso incontri con persone di elevata spiritualità, con mistici, alcuni noti, altri completamente sconosciuti. Con loro parlavo, mi confidavo e mi confrontavo, discutevo; gli chiedevo consigli, spiegazioni, saggezza; li ascoltavo. Avevo continuamente modo di avvicinarmi a religioni differenti e, pur nel rispetto di tutte, questi contatti e queste... immersioni mi facevano (mi hanno fatto e mi fanno) ancor di più apprezzare la mia.

Da tanti maestri illuminati, che conobbi in quegli anni e in seguito, venivo costantemente spronato ad avventurarmi su quel *sentiero* che da sempre mi era stato indicato, *Yogarmonia*. Anche loro mi dicevano che avrei dovuto insegnare mistica esoterica, indicare la via spirituale dello yoga ai miei fratelli cristiani. E mi incoraggiavano, dicendomi che il Divino mi aveva concesso il Suo potere di guarigione perché aiutassi il mio prossimo nel ritrovare la propria divinità, ricongiungersi all'Assoluto, al Brahman, ad Allah...

"Ogni uomo – sostenevano – con l'aiuto dello Spirito deve poter risvegliare in sé il desiderio del Divino Creatore, che non è lontano, inaccessibile, temibile, isolato lassù da qualche parte nell'infinito, ma *intimo*, in quel seme dorato del Sé che è nel cuore di ciascuno. Ed è qui che Egli va cercato perché l'uomo possa trovarlo".

Gli innumerevoli contatti con uomini spirituali mi diedero la possibilità di aprire la mente, di comprendere che se c'è un insegnamento da dare, il solo modo per trasmetterlo è l'esempio. E le persone incontrate di esempi me ne hanno dati tanti.

Pur saldo nella mia, ho imparato a vedere tutte le altre religioni nella loro globalità, ad abbracciarle, conciliarle e rispettarle tutte, poiché ognuna conduce allo stesso Dio. E la spiritualità di ciascuna è la comunione, l'intimità con il Divino.

Sono fermamente convinto che tutti i popoli possiedono beni spirituali, destinati al progresso dell'umanità e che i sentieri per raggiungere la Vetta Divina, la Verità, sono quelli della devozione, della compassione, della benevolenza, dell'azione disinteressata, della pace, della carità. Cioè tutti i *sentieri del cuore*, quelli dell'Amore. È mia profonda convinzione che soltanto le religioni, e non la politica o l'economia, unite nel reciproco rispetto, nella comprensione, nella tolleranza sono oggi in grado di condurre l'uomo verso la Pace e un'Era Nuova.

Per questo motivo, nell'aprile del 1995 ho voluto con tutte le mie forze organizzare a Noale (Venezia) un Congresso Internazionale di Meditazione e Preghiera, *Dalla Speranza alla Pace*. Fu il primo, al quale, di anno in anno, ne seguirono molti altri, sempre con l'ampia partecipazione di leader e uomini spirituali delle più importanti religioni del mondo.

Saranno i mistici, coloro che di Dio fanno esperienza, che hanno intimità e confidenza con Lui, a contribuire molto più dei teologi all'incontro delle religioni e molto più dei politici al trionfo della Pace.

Gandhi ha detto:

"Chi fa esperienza di Dio parla lo stesso linguaggio, di qualsiasi religione egli sia".

Il *figlio... dei fiori*

Un bel giorno, durante uno dei nostri viaggi, il maestro e io subimmo una "bella" beffa da parte di uno di quei tipi che, all'epoca, si facevano chiamare *figli dei fiori*.

Questi si era presentato a noi come commerciante di tappeti. Vivendo insieme per una settimana e condividendo la stessa stanza, avevamo stretto una certa amicizia. Gli raccontavo dei miei viaggi, gli mostravo foto, gli facevo sentire cassette registrate qua e là. Una sera, rientrato nel nostro alloggio, mi accorsi che dalla stanza era sparito tutto, compreso naturalmente quel figlio... *dei fiori*, che aveva pensato bene di portare via con sé ogni nostro avere, perfino il tappeto personale del *guru*.

Ogni maestro di yoga è particolarmente affezionato al proprio tappeto, insostituibile dono tramandato come in una ideale catena da maestro a discepolo, da maestro a nuovo maestro. Per tradizione, il tappeto è un'eredità simbolica, simile a un'investitura, costituisce una specie di *trasmissione di saggezza e di potere spirituale*. La cerimonia di questo gesto può essere paragonata – per esempio – alla trasmissione del *passaggio del potere*, che si svolge tra uomini spirituali nativi americani, fatta attraverso la consegna di oggetti sacri vari, della Sacra Pipa, del copricapo fatto di penne d'aquila o di altro. Perciò, io ero molto più rammaricato per la scomparsa di quel tappeto che per tutto il resto! Ma il mio *guru* seppe mettere una saggia pietra sopra questa disavventura. Un sorriso e poche parole: "Eravamo troppo attaccati alle nostre cose. Ringraziamo quell'amico che ci ha impartito una lezione. Preghiamo Allah per lui che ci ha reso un tale servizio".

Nel 1967 feci l'ultimo viaggio insieme al *guru*, poi dovetti fare il servizio militare. Lui veniva abbastanza spesso a farmi visita nelle varie sedi dov'ero dislocato.

L'importanza di viaggiare

Dopo la morte del maestro, continuai a viaggiare quanto più mi era possibile. Incontravo persone di alta spiritualità, di nazionalità diverse, di differenti religioni e tutte hanno avuto in qualche modo parte nella mia vita spirituale. Ho conosciuto asceti che trascorrono l'intera vita meditando, isolati dal mondo; uomini spirituali "muti", che nel silenzio estatico pregano il Signore per l'intero Cosmo; gente che, nella più completa solitudine, condivide la vita con ogni cosa del Creato e vive con Dio, piena di divina gioiosità.

Lungo il corso della mia vita ho avuto occasione di confrontarmi con differenti modi di pregare, di pensare, di vivere. Ho sperimentato altri insegnamenti, ho affrontato sconvolgimenti personali, contrasti con me stesso. Infine, ho serenamente concluso che il Divino fa sì che ognuno nasca nel suo angolo di Terra e che ciascuno deve vivere secondo le tradizioni del luogo dove gli è stato dato di venire al mondo e di condurre la vita. Non ha alcun senso passare da una parte all'altra per cercare, per trovare. La ricerca è in se stessi, nel Sé profondo.

L'obiettivo e lo scopo che accomuna tutte le persone spirituali che ho conosciuto è unico: salvare, attraverso la preghiera e l'azione, questo nostro pianeta, cercando di far nascere nel cuore di quanta più gente è possibile una Coscienza Nuova, che riconduca tutti all'Origine, e dalla quale possa sorgere un mondo nuovo.

È anche viaggiando che ho capito che la vita spirituale è la più grande *avventura* della nostra vita. La propria interiorità è unica e irripetibile.

Unico è il Pastore

Tutte le tradizioni spirituali, tutte le Chiese non si accontentano di *indicare*, si occupano soprattutto di trasmettere verità, di tracciare cammini, di scodellare risposte, di proporre insegnamenti, di esibire certezze. Le religioni si sono spesso trasformate in sistemi organizzati, lontani dalle loro rivelazioni originarie. A volte sorgono ideologie che, dopo aver svuotato le religioni (nel cui ambito si sono sviluppate) del loro messaggio spirituale, le stravolgono, fino a ridurle a sistemi di potere e talvolta perfino di violenza.

Ciò che più di tutto dovrebbe stare a cuore a qualsiasi religione è il lavoro interiore della singola persona, la *sua avventura* spirituale, intrapresa e vissuta così come Dio ha voluto: nella piena libertà.

Nel cammino verso la Stella si ha bisogno di incontrare Magi, che *hanno fede e trovano*, e non Scribi di Gerusalemme, che *sanno*. Si avverte la necessità di qualcuno che *indichi* il sentiero da percorrere, che aiuti a riscoprire la Verità, e a viverla.

E come tutte le verità, anche quelle cristiane prima che verità da credere debbono essere verità da vivere. Il messaggio che Cristo ci trasmette attraverso il Vangelo ("Amatevi l'un l'altro come io vi ho amati...", più grande di così!) è possibile accoglierlo e attuarlo solo vivendo la Compassione, la Carità, l'Amore. Questa profonda *comprensione* (*cum-prendere*, prendere in sé, fare proprio), come *modo di essere*, si riverbera inevitabilmente e inarrestabilmente verso l'esterno.

Il grande scrittore francese Albert Camus ebbe a scrivere:

"Adesso comprendo il significato di ciò che noi chiamiamo 'gloria': il diritto di amare smisuratamente".

Questo è il Regno dei Cieli, la Gloria di Dio nell'Uomo fatto a Sua immagine e somiglianza!

E viaggiando questo l'ho potuto imparare meglio.

Vivendo rinchiusi nei nostri piccoli recinti siamo convinti che nella vita siano necessari questo e quello. Però oggi abbiamo bisogno di una cosa, domani di un'altra, dopodomani di un'altra ancora, del tutto diversa, poiché gli eventi cambiano di continuo.

Invece nulla ci è più necessario e indispensabile che Dio!

Gli ovili sono numerosi, ma *unico è il Pastore*.

L'iniziazione

Il mio maestro spirituale fece il suo ultimo viaggio in Italia nel 1970, pochi mesi prima di lasciare questa vita.

Fu in quell'occasione che mi diede, secondo l'antichissima tradizione yogica, l'iniziazione. Desiderò inoltre tramandarmi la sua personale preziosa eredità: volle consacrarmi come ulteriore anello della lunghissima *catena aurea*, di cui anche lui era parte.

Con l'atto simbolico dell'iniziazione, che per me discepolo consisteva in una presa di coscienza a un livello più elevato dell'essere, il mio *guru* intese riconfermare e rinnovare la mia iniziazione originale cristiana, il santo Battesimo.

Un vero maestro spirituale è consapevole del valore irrinunciabile dell'iniziazione primaria del proprio discepolo. Infatti il mio maestro mi ripeteva: "Ogni *guru* lavora per l'unico Dio di tutti, perciò sulla via dello yoga rispetterà sempre l'iniziazione originaria di ogni aspirante allievo ricercatore che a lui si accosterà. Di iniziazione ne basta una, la prima! Ogni successiva avrà solo il valore di una riconferma della stessa".

Con l'iniziazione egli mi donò il *gurumantra*, che sarebbe diventato il mio mantra personale, mi diede il suo viatico, sigillo sacro e segreto, *pietruzza bianca*[38], contenente il Nucleo di ogni suo insegnamento.

Su questo aspetto di Dio avrei dovuto meditare ininterrottamente per la realizzazione del Divino. Avendo il maestro realizzato in sé il Mantra, Nome Supremo, Dio, poteva caricare di energia viva e cosciente quel mantra che donava a me, suo discepolo.

Il *gurumantra* mi avrebbe accompagnato fino alla morte e oltre, nell'eternità. Infatti nel consegnarmelo mi disse: "Questo mantra ti accompagnerà ovunque e per sempre, come io stesso ti accompagnerò. È prezioso e segreto come una tessera di riconoscimento data agli eletti. Diventa un tutt'uno con il tuo mantra, fanne la tua vibrazione eterna in Dio. Anche quando uscirai dal tuo corpo fisico, anche al di là della morte, sarà eternamente il nostro... telefono!".

Queste sono state le sue ultime parole. Poi ci siamo separati, ma solo in questa nostra dimensione terrena, nello spazio e nel tempo. Ed è con la preghiera del mantra che un giorno lontano, qui sulla Terra, ci siamo lasciati.

Sul sentiero spirituale di *Yogarmonia*, io – maestro di yoga – do l'iniziazione ai ricercatori che me la richiedono, a coloro che hanno deciso di incamminarsi insieme a me, con impegno, sulla via della mistica.

Lo faccio secondo le ultime volontà del mio maestro, come lui mi ha insegnato, in base a sue precise disposizioni. L'iniziazione è

[38] Cfr. Apocalisse 2,17.

accompagnata dal mantra personale, il gurumantra, e dal *sadhana*, disciplina spirituale.

In questa cerimonia simbolica io, maestro di *Yogarmonia*, che vuole essere uno yoga per i cristiani, non sono altro che uno strumento di Cristo, che è *l*'unico Maestro.

Con l'iniziazione, gli aspiranti discepoli di yoga vengono consacrati (dal latino, *cum sacrare*, dedicarsi insieme al sacro) discepoli attraverso il tocco, il soffio, la vicinanza del maestro spirituale, simbolo del Tocco, della Vicinanza del Maestro sommo, il Cristo, e del Soffio dello Spirito divino. Attraverso l'iniziazione, nel nome del Signore il maestro terreno ricorda all'allievo l'impegno che egli deve riconfermare nel realizzare il Seme d'oro che è in lui.

Cristo è esigente, la Via che Egli indica è difficile, richiede impegno e profondo sforzo personale. Anche molti tra coloro che si accingono a intraprendere il sentiero mistico di *Yogarmonia* hanno scordato le loro promesse del Battesimo. Ma sull'importante e impegnativa soglia dello yoga, vengono chiamati a riconfermarle, se pensano di impegnarsi per davvero nella loro ricerca spirituale.

L'iniziazione sul sentiero di *Yogarmonia* io la do nel nome di Cristo, con l'imposizione delle mani, come il mio *guru* mi ha insegnato. Essa per noi cristiani rinnova e completa la grazia del Battesimo. Con l'iniziazione del Battesimo cristiano abbiamo ricevuto da Dio l'unzione dello Spirito Santo, il lavacro e l'illuminazione, abbiamo il dono della scienza, conosciamo la Verità, diventiamo dimora, tempio di Dio e del Suo Spirito.

Anche gli apostoli, quando furono pieni di Spirito Santo, in adempimento al volere del loro Maestro Gesù, comunicavano ai neofiti attraverso l'imposizione delle mani il dono dello Spirito Santo, destinato a completare la grazia del Battesimo.

Con il Battesimo si riceve:

"La luce vera... che illumina ogni uomo" e "dopo essere stati illuminati" si diventa "figli della luce" e "luce noi stessi"[39].

I *seguaci* sulla via di *Yogarmonia*, gli *ammaestrandi* sulla via di uno yoga per i cristiani, hanno un solo Ammaestratore: Cristo, *il* Maestro.

Il solo che ammaestra quaggiù è lo Spirito di Dio.

E hanno una sola Guida.

"Ed ecco si aprirono loro gli occhi e lo riconobbero"[40].

[39] Cfr. Giovanni 1,9; Lettera agli Ebrei 10,32; 1 Lettera ai Tessalonicesi 5,5.
[40] Luca 24,31.

Perciò, per tutti gli *ammaestrandi* sulla via di *Yogarmonia*, io mi sento e "sono soltanto la voce di uno che grida nel deserto: Preparate la via al Signore!"[41].

[41] Giovanni 1,23.

LIBRO SECONDO

La mia famiglia e altro

1. Studi e lavoro

Dopo che ebbi terminata la scuola, ho continuato a studiare per conto mio, costruendomi una cultura personale attorno a tutto ciò che destava il mio interesse. Nel corso degli anni, ho continuato a sperimentare e a mettere in pratica i numerosi insegnamenti ricevuti, poiché solo l'esperienza diretta ci permette di comprendere davvero. Ho cercato costantemente di ampliare la mia conoscenza e anche oggi leggo quanto può interessarmi, arricchirmi e andare bene per me.

A lavorare iniziai molto presto, anche per non essere di peso ai miei. Mi adattavo a fare i lavori più diversi, imparavo più cose possibili, così un lavoro lo avrei sempre trovato e senza tanta difficoltà. Evitavo di dipendere troppo a lungo da qualcuno, perciò da ragazzo spesso cambiavo lavoro. Mi piaceva fare il meccanico, lavoravo in varie officine e anche a casa mia, fuori orario e di sera, riparando trattori, auto o altro, così guadagnavo abbastanza non solo per mantenermi, ma anche per viaggiare. Dopo il servizio militare e dopo il matrimonio, ho lavorato presso varie ditte che costruivano oleodotti.

Il Signore mi ha dato buona volontà, due mani forti, muscoli e una buona mente. Ho sempre accettato di fare qualsiasi lavoro che sentivo a me congeniale, considerando tutto come karma yoga, che tiene in forma fisica e mentale, ma che aiuta soprattutto a mantenersi umili.

Da ragazzo, la mia vita si svolgeva in un modo un po' differente da quella di tanti miei coetanei e amici, io avevo interessi diversi dai loro. Vivevo libero come l'aria, indipendente. Ero interessato alla mistica, ai viaggi, alla continua scoperta della Natura, allo studio di erbe e piante, oltre naturalmente allo yoga. Tutte cose abbastanza insolite per un ragazzo della mia età. Ma per il resto ero come tutti gli altri, mi piaceva stare con gli amici e divertirmi in compagnia; quando facevo il militare ero forse il più scatenato tra i commilitoni, sempre pronto a far baldoria. Però non ho mai... smarrito la retta via; in fondo mi sono sempre mantenuto un *bon toso* (un buon ragazzo), riuscendo a dare a ogni cosa la sua giusta importanza.

Un tipo un po'... *tocco*

A quel tempo parenti, amici, conoscenti mi consideravano senza dubbio un tipo come minimo un po' *strano*. E non solo per i miei interessi insoliti e se vogliamo originali, ma anche perché apparivo loro un po' troppo assorto, con la *testa tra le nuvole*. Si stupivano quando attraverso la mia persona qualcosa di *strano* accadeva, quando, per esempio, in seguito a una *tiratina di ossa*, una manipolazione, un massaggio – che io facevo solo quando capitava l'occasione – qualcuno stava meglio di prima.

Si saranno anche sicuramente chiesti: "Ma non sarà un tipo un po'... *tocco*?", come si dice dalle nostre parti.

Per quanto riguardava i doni ricevuti e le mie esperienze, io mi ero costantemente preoccupato di... mischiare le *mie carte* in tavola, preferendo apparire *un po' tocco*, un po' strano, assorto, ingenuo, non saprei come dire, piuttosto che svelare quello che ritenevo *il mio segreto*. Sempre memore degli ottimi consigli di don Bordignon, continuavo a tenere gelosamente per me il fatto che il Signore avesse voluto *toccarmi*. Era di gran lunga preferibile essere considerato un po' *tocco* piuttosto che si scoprisse che invece ero stato *toccato*.

Dopo l'incontro col guru, che mi fece intendere che uno dei miei doni-*siddhi* era la guarigione, su suo consiglio mi convinsi che parte del mio tempo libero lo dovevo dedicare non solo allo yoga ma anche ad aiutare disinteressatamente la gente con la pratica del *tiraossi*. Durante il periodo del militare mi capitava di dover *dare una sistemata* a commilitoni o a qualcuno più alto in grado. Si era sparsa la voce che ero *tiraossi*. Però io esercitavo quest'arte sempre in modo... goliardico, direi sportivamente, così che sembrasse una cosa soprattutto divertente. Evitavo in questo modo le solite inutili domande.

I miei genitori – chissà? – forse avrebbero desiderato per me una posizione solida, sicura, operaio specializzato o meccanico come lo ero un tempo. Ai loro occhi, ma lo dico con affetto e col sorriso sulle labbra, sono sempre sembrato un figlio che non ha concluso molto nella vita. Uno che perde tempo standosene per lunghe ore chiuso in tenda da solo a meditare o a fare yoga insieme a tanta gente. Oppure facendo il *tiraossi*, andando dietro a troppe persone che, mentre mi aspettano, invadono il nostro piccolo giardino, il cortile e la casa, e che spesso impediscono di muoversi liberamente. Sono insomma un figlio che... pensa troppo a Dio e agli altri e che nella vita, in fondo, è riuscito a combinare poco.

Fidanzato e marito

Terminato il servizio militare, ripresi la mia vita di sempre.

Con un'unica differenza: corteggiavo le ragazze con maggior impegno, sperando di trovare un giorno l'anima gemella. Non ho mai avuto la vocazione al sacerdozio; il mio desiderio era di formarmi una famiglia.

L'incontro con Grazia, mia insostituibile compagna, fu determinante nella mia vita. Solo una donna come lei, con la sua grande forza, è in grado di affiancarmi sul sentiero che sto percorrendo.

Nell'istante in cui la vidi, avvertii che saremmo diventati compagni di vita. Di questo incontro, che sentivo importante, parlai a don Bordignon, che subito approvò la mia scelta. Ci sposammo nel '71. Il nostro matrimonio venne celebrato nel paese di Grazia e dal suo parroco, come si usava allora. Qualche giorno prima, don Antonio benedisse la futura casa e in particolare, com'era tradizione, la nostra camera da letto. Di quel momento così intimo Grazia e io abbiamo un ricordo indimenticabile.

Oggi, dopo più di quarant'anni di matrimonio, due figli, David e Manola, e due nipoti continua tra noi lo stesso amore iniziale. I momenti difficili che abbiamo dovuto affrontare insieme hanno reso il nostro legame ancora più forte.

Nell'agosto del '96 abbiamo celebrato, a Roma, le nostre nozze d'argento. Quel giorno ci è stata concessa l'immensa gioia di assistere, nella residenza papale di Castel Gandolfo, alla Messa privata celebrata dal Santo Padre, Giovanni Paolo II. Papa Wojtyla ci ha impartito la Sua particolare, apostolica benedizione. Per Grazia e per me questo incontro è stato un grande privilegio spirituale e uno dei momenti più preziosi e commoventi della nostra vita insieme. Rimarrà eternamente impresso nel nostro cuore.

I primi avventori della taverna

Dopo il matrimonio, la famiglia e la vita stessa divennero il mio *guru*, poiché *guru* è tutto ciò che nel corso della propria esistenza invita, aiuta, costringe a crescere, a trasformarsi, a progredire, anche spiritualmente, e a evolversi.

Avevo una famiglia mia, due figli, un lavoro fisso come operaio specializzato presso una ditta di oleodotti. Se mi capitava l'occasione, mi piaceva come sempre fare il meccanico. Nel mio tempo libero aiutavo la gente con la pratica del *tiraossi*.

Ma in quel periodo questo *lavoro* mi pesava molto, mi costringeva a essere a disposizione degli altri anche quando avrei desiderato starmene in pace per conto mio. Dentro di me avvertivo una specie di sottile ribellione. Tuttavia, nonostante la mia ritrosia, lo consideravo più che un dovere e mi dedicavo a quest'*arte* quanto più potevo. Cercavo di andare avanti in modo sommesso, ma trovavo sempre il cortile invaso da tanta gente e non avevo mai il coraggio di sottrarmi.

Non mancavano naturalmente nemmeno commenti, illazioni, critiche... Però, nonostante questo, io continuavo per la mia strada, come ho sempre fatto.

Avrei tanto preferito vivere secondo la mia natura, nella libertà, senza impegni, né obblighi! O meglio, in quella che allora io ritenevo fosse libertà.

Nei primi anni dopo la morte del maestro, continuavo per conto mio a praticare regolarmente yoga e a fare meditazione, come lui mi aveva insegnato e consigliato di fare "*per il mio bene*".

Ma prima di morire – consacrandomi anello della lunga *catena aurea* – il mio *guru* mi aveva lasciato in eredità disposizioni ben precise, le sue ultime volontà, e non potevo continuare a ignorarle. Mi aveva esortato a insegnare lo yoga ad altri, "pubblicamente".

E così, un bel giorno ho incominciato a insegnare yoga a una decina di amici.

Convinto che per quanto riguardava quel "pubblicamente" bastasse così!

Li chiamavo gli *avventori della taverna*, avevano manifestato l'esigenza e il desiderio di entrare nella profondità di se stessi, nella *taverna* del proprio cuore, nel Sé profondo, per trovarvi il "*vino che allieta il cuore dell'uomo*"[42].

Loro sono stati i *primi avventori della taverna.*

Condividevano con me la disciplina di *Yogarmonia.* Insieme praticavamo yoga, ma in sordina, non desideravo si sapesse in giro per evitare inutili commenti. Impartivo loro anche qualche insegnamento sulla Natura, sull'erboristeria e su quanto conoscevo. Trascorrevamo il tempo che i nostri rispettivi impegni di lavoro ci lasciavano libero, parlando di mistica e di altro. Nel pensiero di Dio, stavamo uniti con amicizia e amore, cercando di aprire i nostri cuori, di scandagliare qualcuno dei tanti perché della vita, di avvicinarci agli eterni mi-

[42] Salmo 104,15.

steri dell'essere, amando la Natura come espressione del divino Creatore.

Nel frattempo la mia Voce interiore, che come sempre mi seguiva, continuava a farmi intuire che il potere di guarigione, affidatomi da Dio, avrei dovuto usarlo per il bene e per la formazione spirituale di tante persone, e non di quei dieci soltanto!

Però io, nella mia testa, non avevo idee ben chiare in proposito. O meglio non le volevo avere! E così, continuavo a rimanere spettatore di fronte alla mia vita, restavo a vedere, aspettavo... Non so neanch'io che cosa.

Quello che invece avevo ben chiaro in testa era che non mi sentivo affatto all'altezza di mettere in pratica quanto ero invitato a fare, di mettermi cioè a insegnare yoga a tanta gente. Perciò, nonostante la spinta della Voce interiore, le ultime volontà del mio *guru*, gli incoraggiamenti ricevuti dai vari maestri, ecc., io non mi decidevo a... *giocare* per Dio con *Yogarmonia*. Il mio ego resisteva, non voleva lasciare il certo per l'incerto, il vecchio per il nuovo...

"*Ma proprio a mì?!*"

Nel mio intimo la Voce continuava a ripetermi: "Deciditi finalmente a fare quello che sai che devi fare, ma che non vuoi fare!". Ma io rimandavo e rimandavo sempre. E mi dicevo, o meglio, Gli dicevo: "*Ma benedeto Signore! Proprio a mi dovea capitarme tuto stò casin!? Proprio mi te dovei n'dar a sceglierte, quando ghe ne g'era a milioni come mì, e anca mejo de mì, che Tì, se te gavéssi vossùo, te podei benissimo n'dar a catarte fora!*" (Ma benedetto Signore! Proprio a me doveva capitare tutto questo?! Proprio me dovevi sceglierti, quando ce n'erano a milioni di persone come me, e anche migliori di me, che Tu, se solo l'avessi voluto, potevi benissimo andarti a scovare fuori!).

Ragionando in questo modo, tiravo avanti ancora, senza mai imboccare quella strada, e intanto prendevo tempo, mantenevo saldo il mio bell'impiego, il posto sicuro, e non volevo assolutamente... mollare. Mi dedicavo come sempre e con impegno alla Natura, all'erboristeria, agli animali, all'ecologia, continuavo a fare il *tiraossi*. E anche se solo a dieci amici, io lo yoga, in fondo, lo insegnavo!

È così che mi giustificavo, anche di fronte a me stesso. In sostanza, facevo di tutto pur di non prendere *quella* decisione, pur di non affrontare *quello* che invece avrei poi affrontato.

Fare il *guaritore spirituale*, il *guaritore per Dio* a tempo pieno, *giocare* per Lui attraverso l'insegnamento dello yoga era un'impresa che ritenevo più grande di me. Non sarei riuscito a portare avanti un compito così impegnativo. L'idea, poi, di mettermi a totale disposizione degli altri era, a quel tempo, lontanissima dalle mie prospettive. Volevo avere spazi liberi per la mia vita privata. Avevo progetti miei, desideravo come tanti mantenere un lavoro sicuro, pensavo di vivere in modo riservato, di stare con la mia giovane famiglia.

Ma il semplice fatto era che usavo la testa, sempre e solo la testa.

Non avevo l'umiltà di rispondere a Dio con tutto il mio cuore, in modo totale, e continuavo più o meno consapevolmente a opporgli resistenza con tutto il mio ego.

Pensavo alle parole nella Bibbia:

"Dio lo chiamò... aveva paura... 'Va'! Io ti mando...'. 'Ma chi sono io, Signore, per andare?...'. 'Io sarò con te'"[43].

A farmi trovare la risposta giusta infine ci ha pensato la vita, che con i suoi eventi mette ciascuno alla prova. Un percorso di sofferenza spesso ci pone di fronte alla scelta del giusto sentiero, quello che Dio ha pensato per noi.

E ho imparato a comprendere col cuore...

"Eccomi, mandami!"[44].

Grazia, mio insostituibile *guru*

È attraverso la sofferenza che è avvenuta un giorno la mia definitiva resa al Signore il quale, in un momento di disperazione totale, mi ha inviato un Suo *segno*, compiendo nella mia famiglia una guarigione prodigiosa.

Accadde nel 1980.

La nostra vita trascorreva tranquilla, ma all'improvviso tutto cambiò. A mia moglie Grazia venne diagnosticato un tumore maligno. Ero annientato dal dolore. Se non potevo far niente per lei, che amavo così teneramente e più di tutti al mondo, a che cosa servivano tutti i miei carismi o doni o poteri o *siddhi* o come li aveva chiamati il mio *guru*? Perché il Signore me li aveva dati? Dentro di me sentivo solo disperazione e ribellione.

[43] Cfr. Esodo 3,4-12.

[44] Isaia 6,8.

"Non penserò più a lui, non parlerò più in suo nome!"[45].

Con queste parole il profeta Geremia scagliava a Dio la sua ribellione. E così feci anch'io in quei momenti di angoscia.

Senza Grazia, la mia colonna, portare avanti quanto mi era stato indicato non avrebbe avuto più alcun senso, tanto valeva che io lasciassi perdere ogni cosa. Se fossi rimasto solo, non sarei più stato in grado di aiutare nessuno, nemmeno come *tiraossi*, figurarsi come *guaritore spirituale*, *maestro* di yoga. Mi sentivo annientato. Non riuscivo a rassegnarmi. Senza Grazia non avrei trovato la forza per continuare, non mi interessava più niente, avrei mollato tutto.

In quella terribile, lunghissima notte la Voce del mio Spirito Guida mi rassicurò. Dio non mi aveva abbandonato, come invece la mia testa credeva. Anzi, mi avrebbe dimostrato, ancora una volta e ancora di più, tutto il Suo amore. Grazia sarebbe guarita. E fu così, infatti.

Dopo anni, e ne ringrazio costantemente il Signore, è in salute, continua a essere la mia colonna, mi aiuta, mi sprona, mi appoggia in tutti i modi, mi sta accanto sempre e senza stancarsi mai. Ha avuto quindi un ruolo determinante nella mia avventura di vita. Se non ci fosse stata lei, con la sua sofferenza, io sarei forse rimasto cieco alla volontà di Dio e *Yogarmonia* non sarebbe decollato mai.

Ed è per questo motivo che, più o meno scherzosamente, ma neanche tanto, la chiamo *il guru della mia vita* e quando insegno yoga desidero averla sempre vicina, seduta accanto a me.

"Il Signore mi ha sedotto"

Spesso nella vita degli uomini si insinua il conflitto tra vocazione, missione e volontà. Talvolta sopravviene la ribellione, il rifiuto. È stato l'amore di Dio a farmi capitolare, è stato in questo modo che "il Signore mi ha sedotto"[46].

Il doloroso percorso di Grazia mi ha fatto infine comprendere che dovevo accettare, con il cuore e nell'umiltà, la mia vocazione.

Dopo la sua prodigiosa guarigione, incominciai a prendere le cose con la massima responsabilità. In quel periodo mi ritirai spesso in grotta per meditare. Rimasi in stato di *samadhi* per sei mesi.

Avevamo entrambi ricevuto amore, allo stesso modo dovevamo entrambi, io e mia moglie Grazia, ricambiarlo e senza risparmiarci mai.

[45] Geremia 20,9.
[46] Ivi, 20,7.

In quegli anni di indecisione e di tentennamenti avevo perduto tempo prezioso, incapace di ricambiare l'amore del Signore, mentre Lui non si era stancato di attendere, amandomi, lasciandomi del tutto libero di poter scegliere.

Attraverso questa esperienza compresi definitivamente quale doveva essere la mia strada, quale era la missione, quale *il gioco*. E mi decisi a *giocare* a tempo pieno, smisi di fare soltanto... lo spettatore in panchina.

Avrei accettato, ora docile Suo strumento, di dedicare l'intera mia vita a *giocare* per Lui attraverso l'insegnamento ai miei fratelli cristiani dell'antica disciplina spirituale yogica. Se poi *proprio mì* (proprio io) fossi o non fossi all'altezza di fare il *guaritore spirituale*, di fare il maestro di yoga... affari Suoi! Io ero pronto. “Fai di me quello che Tu vuoi!”. Mi rimisi alla Sua volontà.

Lasciai il mio posto sicuro per intraprendere la grande avventura di *Yogarmonia*. Nel 1981 iniziò la mia... missione pubblica. Incominciai a fare il *guaritore spirituale* insegnando lo yoga a tante persone, “pubblicamente” e non soltanto a quella decina di amici.

Se poi alcuni guariscono e altri invece no, sta tutto nelle mani del Signore. Io sono semplicemente un Suo flauto, sono un Suo postino, Lui si serve di me.

Tutto qua.

I figli non sono nostri, sono figli del Vento

Con i miei figli, David e Manola, cerco di essere prima di tutto un amico sincero sul quale possano sempre contare. Mi sforzo il più possibile di comprenderli, di aiutarli, tenendo conto con onestà di quello che reputo sia il loro bene.

I figli non sono nostri, ma “sono figli del Vento”; non appartengono a noi, ma a Dio e a se stessi. All'inizio gli si dà tutto, tradizioni, regole, reputazione, rispetto, dignità. Ma poi sono liberi; noi genitori dobbiamo renderli liberi di scegliere da soli la loro vita, gli amici e tutto il resto. Le differenze tra loro e noi vengono create dalle loro stesse scelte. Vanno indirizzati e seguiti, mai condotti o spinti.

Abbiamo il dovere di essergli accanto e guidarli, di aiutarli, ma anche quello di lasciarli liberi, anche di sbagliare, poiché è sbagliando che si fa esperienza e questa serve molto più di qualsiasi esempio.

Li scocchiamo come frecce, li lanciamo nello spazio della vita, ma la traiettoria appartiene a loro soltanto; da soli devono raggiungere il bersaglio.

Insieme si deve saper guardare a tutte le realtà, materiali e spirituali. L'umanità del terzo millennio ha bisogno di navigatori forti, coraggiosi, indomiti, preparati per affrontare e superare col loro veliero tutte le tempeste, le incognite e ogni difficoltà nell'oceano della vita. È necessario che sappiano trovare costantemente riferimenti in Terra e in Cielo per mantenere giusta la rotta. Che siano capaci di affrontare gli eventi, gli elementi. Che imparino a dispiegare le vele quando soffia il vento e, quando il vento cala, trovino la forza di afferrare i remi e di remare con vigore. Debbono essere temprati ad affrontare ogni mareggiata, senza naufragare mai, e sempre pronti a calare scialuppe, per dare con amore aiuto a chi si trova in difficoltà.

Troppo spesso, e fin dalla tenera infanzia, molti figli vengono ricattati dai genitori, e nei modi più diversi, non solo, talvolta vengono addirittura programmati come dei robot. Si stabilisce persino il loro futuro. E poi non possono, né devono sbagliare. Diventano vittime innocenti di ambizioni e frustrazioni di chi li ha messi al mondo. Si perde così di vista il giusto concetto di libertà, correndo il rischio di crescere individui, che saranno l'umanità di domani, eternamente dipendenti, insicuri, impreparati, non in grado di fare le loro scelte, frustrati, insoddisfatti, incapaci di esprimere le proprie idee e la loro personalità. Con il mammismo, che spesso impera, possessività, autorità, ambizione personale, imposizioni da parte dei genitori, essi crescono condizionati nelle decisioni e nei comportamenti. E tutto questo perché, piuttosto che all'interiorità dei propri figli si pensa quasi sempre e più di tutto alla loro vita di relazione, alla carriera, alla posizione sociale, al successo, all'affermazione, ai soldi...

Che poi i propri figli si realizzino o meno nello spirito questo, per troppi genitori, è molto meno importante.

Oggi comunque, e per fortuna, con certi giovani c'è molto più da imparare che da insegnare.

Appellativi più diversi

Oltre che *tiraossi* e *guru*, vengo definito anche con altri appellativi pittoreschi, tutti molto divertenti. In genere il più usato è *santone*, quando non mi affibbiano anche quello di *mago* o di *stregone*.

Quanto faccio crea inevitabilmente sospetto. Non sono sfuggito a persecuzioni sottili e sotterranee, oppure grossolane e palesi, a invidie, maldicenze, accuse, minacce, calunnie, a denunce anonime dei più diversi e improbabili reati, a divieti, inchieste, diffide. Sono stato investigato, inquisito, processato. Mi hanno sigillato locali, messo sotto sequestro prodotti naturali. Sono state sentite e messe a verbale centinaia di testimonianze di persone sul mio operato.

Infine e sempre sono stato riconosciuto del tutto innocente.

Il problema per quanto concerne guaritori, terapeuti praticanti tradizionali, è attualmente complesso. Mancano leggi. Molti approfittano, improvvisandosi guaritori. Se si vuole davvero aiutare la gente è indispensabile smascherare gli imbroglioni, ma è altrettanto indispensabile proteggere e difendere gli onesti.

Talvolta mi viene chiesto quali e quante guarigioni sono avvenute per mio tramite nel corso della mia vita di *guaritore*. Attraverso la mia persona Dio ha voluto guarire diversa gente, ma io non tengo schede o cartelle, né faccio alcuna statistica. A che servirebbero se non a esaltare il mio ego? Quello che posso dire è che chi si è messo nelle mani del Signore attraverso le mie ha ricevuto solo beneficio. Dio ha sempre fatto in modo che ognuno... portasse a casa qualcosa! Uno guarisce e uno invece no? Dio non si manifesta a comando, opera solo e sempre per Suo libero arbitrio. Beato chi lo comprende...

Mi è stato anche chiesto: "Hai avuto *successi e insuccessi* in questo tuo operare come guaritore?". Ho ricordato che Gesù non ha ordinato: "Andate, e guarite *tutti* gli infermi".

Qualcuno ha saggiamente scritto: "La morte ci troverà vivi, ma non tutti in buona salute". Di guarigioni ce ne sono, tante e diverse, ma anche di non guarigioni. Nella vita non è possibile guarire da ogni malattia e a questo ci dobbiamo rassegnare. Quando qualcuno ottiene guarigione, il semplice fatto è che Gesù è sempre tra noi e in comunione con noi. E si manifesta oggi vivo come un tempo.

Tutto il resto non ha alcuna rilevanza.

Un caso da studiare

Ci sono stati alcuni studiosi del cosiddetto paranormale che hanno cercato di convincermi che il *rigore scientifico richiedeva da parte mia una sorta di seria, responsabile, precisa collaborazione*. In poche parole, avrei dovuto – secondo loro – riempire schede e cartelle. Pretendevano inoltre da me dimostrazioni in loro autorevole presenza.

Ma che cosa potrei dimostrare? Volevano risposte, quando non le ho nemmeno per me.

Volevano *esaminarmi a fondo, studiarmi.* Non ho mai accettato di *essere studiato.* E questo perché sono fermamente convinto che altri, studiosi ma profani, al di fuori di certe esperienze non possono studiare ciò che anche i non profani, i diretti interessati, non riescono a comprendere.

Dio è mistero e tale rimane!

Sono stato avvicinato anche da gente interessata solo al sensazionale. Si trattava di qualche giornalista che voleva solo aggiungere un'intervista in più al suo curriculum di ricercatore sul paranormale, sul mistero. Oppure desideroso di portarmi in tivù con le mie esperienze. Ma io non cerco pubblicità.

A chi voglia eventualmente *studiare* qualcosa nel campo del cosiddetto paranormale, dell'extrasensoriale, serve umiltà di cuore, apertura totale, massima disponibilità. Ma sono anche convinto che c'è poco da studiare. Se uno non vive le tue stesse esperienze, mai potrà comprenderle, tantomeno spiegarle.

Come può uno comprendere il nuoto e spiegarlo, se non sa nuotare, se non ha mai nuotato? A mio parere, soltanto uno che sa nuotare, che sperimenta il nuoto, può dire che cosa esso sia, ma neanche tanto. Sarà sempre impossibile descrivere ad altri, che sappiano o che non sappiano nuotare, le sensazioni che si provano nuotando.

Di certi argomenti scrivere è difficile, anzi è impossibile, in tanti casi è come voler scolpire l'aria o inscatolare la luce.

"Ti basta la mia grazia..."

Intorno a chi compie un cammino spirituale gravita inevitabilmente qualche approfittatore o fanatico o bigotto. Anche tra coloro che sono su un cammino yogico qualcuno può rivelarsi un Giuda o un parassita. Alcuni, che si travestono da colombe, sono in realtà dei falchi. Persone del genere, rare per fortuna, che non rendono mai un buon servizio, e prima di tutto a se stesse, non sono mancate neppure tra le file di *Yogarmonia.*

Ci sono stati alcuni, malati di protagonismo, che si sono anche spacciati per questo o per quel responsabile dell'Associazione *Armonia*, proponendosi come animatori di yoga. Qualche esaltato si è proposto come *maestro* di yoga.

Altri se ne sono andati in giro distribuendo mie foto, nelle quali mi avevano ritratto come una specie di *santone.* Altri ancora, da me mai autorizzati, andavano alla ricerca di proseliti.

Tutte queste cose, ovviamente, mi hanno fatto soffrire. Ora, mio malgrado, non posso più fidarmi di tutti, come un tempo. Sono più disincantato. Essere traditi una volta è anche sopportabile, forse pure istruttivo, ma di più no.

Comunque, in qualsiasi difficoltà le vele del mio veliero sono state sempre sospinte dal vento della fede e della fiducia nel mio Signore. Nelle piccole o nelle grandi persecuzioni mi consolano le parole di san Paolo apostolo, che di persecuzioni se ne intendeva:

"Il Signore mi ha detto: 'Ti basta la mia grazia; la mia potenza infatti si manifesta pienamente nella tua debolezza'. Mi vanterò quindi ben volentieri delle mie debolezze, perché dimori in me la potenza di Cristo. Perciò mi compiaccio nelle mie infermità, negli oltraggi, nelle necessità, nelle persecuzioni, nelle angosce sofferte per Cristo: quando sono debole, è allora che sono forte"[47].

Ora non mi angoscio più di tanto quando vengo preso di mira. Anche se per certe ingiustizie ci si può sentire il sangue ribollire dentro, non sono mai stato tentato di reagire con bassi sentimenti. Per quanto mi è possibile, lascio perdere e lascio dire. Alla fine della mia lunga giornata io so, nel profondo del mio cuore, se ho portato a termine qualcosa di buono. E questo mi basta.

Oggi la mia vita è, in un certo senso, come quella di tanti altri. Sono un marito, un padre di famiglia, un nonno, vivo in modo del tutto normale, dignitoso, ma senza tante storie.

Se non avessi le responsabilità che mi sono assunto, anche verso la mia famiglia (però le ho scelte io e quindi sono felice di averle) potrei vivere appagato dal mio rapporto con il Creatore e il Creato.

Posso tranquillamente affermare che, come cantavano gli antichi indiani americani, "*La terra può essere il mio letto, le nuvole la mia coperta*". E questo qualche volta si realizza per davvero, quando per esempio mi ritiro per qualche giorno in un posto del tutto isolato, tra le nostre montagne, lontano dal mondo: nel minuscolo rifugio di *Armonia*.

[47] 2 Corinzi 12,9-10.

2. *Uomini sacri* e *medicina* – Guarigione

Ogni popolo della Terra definisce con termini diversi i suoi *uomini sacri*, dotati di doni *straordinari* (*extra-ordinari*, fuori dall'ordinario, rispetto alla natura o alla consuetudine), prescelti dal Creatore quali Suoi *strumenti*, tramiti tra realtà umana e divina.

I cristiani li chiamano in modo generico *carismatici*. In varie parti del mondo vengono definiti col termine altrettanto generico di *sciamani*. Gli indiani nativi americani usano espressioni differenti, a seconda della missione che Wakan Tanka, il Sacro Grande Spirito, ha loro affidato: *wichasha wakan* (l'*uomo spirituale* in generale, ma anche l'*uomo medicina*, il *guaritore*), *pejuta wichasha* (*uomo delle erbe*), *waayatan* (l'uomo che ha il dono di vedere nel futuro) e così via. In Africa, vengono detti *nganga*, *sing'anga*, *sinanga*, *wa mizimu*. Dall'Organizzazione Mondiale della Sanità gli *uomini medicina*, i *guaritori* di tutte le tradizioni, vengono definiti con il termine di "terapeuti praticanti tradizionali".

Tutti gli *uomini sacri* sono *persone di potere*, perché tramiti del Potere divino.

Cristo, *il* Carismatico, ha parlato chiaramente del potenziale divino esistente in tutte le creature che realizzano la presenza di Dio in se stesse:

"...Il Padre che è in me compie le sue opere... In verità, in verità vi dico: anche chi crede in me, compirà le opere che io compio e ne farà di più grandi..."[48].

E prima di andarsene da questo mondo, Gesù non solo ha detto, ma ha comandato, e si rivolgeva a *tutti* gli uomini della Terra:

"Andate... *guarite* gli ammalati... nel mio nome".

Questo è tutto. Semplicissimo. Grandissimo.

[48] Giovanni 14,11-13.

L'*uomo medicina* è *sacro*

Uomo sacro si nasce, per disegno divino. Lo si può anche diventare nel corso della vita, per esempio per *trasmissione di potere* tra padre e figlio, o tra maestro e discepolo. Ma è sempre una consacrazione, una trasmissione che proviene soltanto da Dio, poiché l'uomo non può trasmettere il potere che è di Dio.

A tutte le creature che presceglie a divenire Suoi strumenti il Creatore lascia piena libertà di rispondere o meno alla Sua chiamata (vocazione), di adempiere la loro missione. Tanta gente è convinta che Egli non rispetti la libertà da Lui stesso concessa e che sia un dittatore. La dittatura l'abbiamo inventata noi uomini.

L'*uomo sacro medicina*, il guaritore, dal Signore riceve *potere di guarigione*, *grazia di guarigione*. È un *prescelto*, un *chiamato*, un *toccato*, un *unto*. È uomo sacro, perché tale è ogni potere concesso e proveniente dal Divino, così come sacro è l'uomo, tempio dello Spirito, del Sé, dell'Anima divina, del quale il guaritore si prende cura. L'uomo medicina *sa che la salute è naturale e la malattia è il risultato di uno squilibrio*, si affida al potere risanante del Creatore e Guaritore, il quale sta alle sue spalle e sopra di lui.

"La buona *medicina* è fatta per guarire. Per far ciò è necessario che sia colma di fede. Se voi non credete in nulla, se non ci mettete il vostro cuore, vi sarà difficile guarire"[49].

Il guaritore non cura solamente le malattie del corpo. Gli è concesso di guarire anche quelle *sottili*, *dello spirito*, non diagnosticabili, nascoste nella notte dell'anima.

L'indiano americano Ohiyesa, dei Santee Dakota, che nel mondo dei bianchi conseguì la laurea in medicina, così scrisse dell'uomo medicina:

"L'*uomo medicina* o *sciamano* è oppresso dalla malattia di esistere come gli altri uomini. Ma egli è un *tecnico* del sacro. È in grado di trasformare le immagini dei sogni e le visioni in canti e di delineare gli elementi essenziali dell'esistenza. Trova così dei rimedi per guarire se stesso e per riuscire successivamente a guarire anche la sua gente... Non c'è alcun dubbio che l'Indiano associ la medicina alla spiritualità ed è anche per questa ragione che egli non è stato capito. Infatti, ogni cosa che egli considera *sacra* viene chiamata senza alcuna distinzione '*medicina*', nel senso del mistero e della magia. Come medico, egli era molto abile e aveva spesso successo. Per curare, utilizzava solamente cortecce, radici, foglie di cui conosceva le

[49] Indiani d'America, *Il Grande Spirito parla al nostro cuore*, cit., p. 64.

proprietà. Le utilizzava sotto forma di essenza o di infusione... Egli riusciva ad aggiustare perfettamente un osso rotto ma non praticava mai alcun tipo di operazione chirurgica. Inoltre, l'*uomo medicina* possedeva grande autorità e un forte magnetismo personale. La base della sua terapia mirava a ristabilire l'equilibrio dei suoi pazienti, influenzandoli sia sul piano mentale che spirituale: una sorta di psicoterapia primitiva"[50].

Un altro indiano, Louis Farmer, della tribù Onondaga, ha scritto: "...Cos'è un vero *uomo medicina*? È colui che non dice: io sono un *uomo medicina*. Non vi offre i suoi servizi. Siete voi che dovete cercarlo per chiedergli aiuto. E voi lo troverete sempre allo stesso posto, tra la sua gente... È *incaricato* di guarire le persone che vivono nello stesso posto in cui egli vive. Egli rimane dunque là dove il Creatore lo ha messo e dà alle persone il suo aiuto. Ecco chi è un vero *uomo medicina*"[51].

"Più alto di un'aquila, più basso di un verme"

Alce Nero (1863-1950), noto capo indiano della tribù Oglala Lakota, fu anche lui un grande *uomo medicina* e sciamano. Nelle sue memorie scrive:

"Io ho guarito grazie al *potere* che passava attraverso di me. Naturalmente non ero io a guarire. Era il potere venuto dall'altro mondo; le visioni e le cerimonie avevano semplicemente fatto di me un *passaggio* attraverso il quale il potere aveva la possibilità di raggiungere i *bipedi*. Se avessi pensato che si trattava solo di una mia azione, il *buco*, il canale, si sarebbe chiuso e nessun potere sarebbe riuscito a passare. Tutto ciò che avrei fatto sarebbe stato senza alcun senso"[52].

Sparsi nel mondo, ci sono e ci sono stati numerosi *uomini sacri medicina*. Uno tra i tanti è l'indiano americano Lakota Archie Fire Lame Deer (1935-2001). Ha scritto libri tradotti in diverse lingue. Da giovane ha avuto una vita avventurosa, fino a quando non si è definitivamente arreso a Wakan Tanka, al Grande Spirito, e ha accettato il compito per il quale già suo nonno lo aveva preparato e iniziato. Il nonno infatti gli ha *passato il potere* di Wakan Tanka. Sull'*uomo spirituale* dice:

[50] Ivi, p. 64, 65, 93.
[51] Ivi, p. 66, 67.
[52] Ivi, p. 66.

"Un *wichasha wakan* deve essere più alto di un'aquila e più basso di un verme. Deve avere i piedi per terra, essere umano e, allo stesso tempo, qualcosa di più che umano... Per divenire un buon guaritore e un buon maestro, un uomo deve fare piena esperienza della vita... Deve aver conosciuto l'amore delle donne e la felicità e il dolore che ne derivano...

Il *wichasha wakan* quando è vecchio ha fatto di tutto. Una persona del genere può curare, parlare alle erbe, fare profezie, comandare alle pietre, condurre una Danza del Sole o persino cambiare il tempo atmosferico. Ma tutto questo per lui non riveste alcuna importanza. Sono soltanto fasi del suo percorso. È andato oltre tutto questo, e possiede la *Wakanya Wowanyanke*, la *Grande Visione*. Il *wichasha wakan* vuole starsene da solo, lontano dalla folla e dalle faccende di tutti i giorni. Gli piace meditare appoggiato a un albero o a una roccia, sentire la Terra sotto di sé. Sentire il peso del grande cielo fiammeggiante sopra di sé. Chiudendo gli occhi, egli vede le cose chiaramente. Ciò che vede con l'occhio del cuore è quello che conta. Il *wichasha wakan* ama il silenzio, se lo avvolge attorno come una coperta; un silenzio che risuona più forte di un tuono. Gli piace stare in luoghi ove non vi sia più altro suono che il ronzare degli insetti. Siede rivolto a Ovest, chiedendo aiuto. Parla alle piante, ed esse gli rispondono; ascolta le voci del *wama kashkan*: di tutti coloro che si muovono sulla Terra, gli animali. Qualcosa di ogni essere vivente scorre in lui, e qualcosa scorre fuori di lui. Questo tipo di uomo non è né buono né cattivo. Esiste, tutto qua. È libero come un albero o un uccello. Questa libertà può essere bella o brutta. Non importa. La sua vita è un insegnamento"[53].

"L'essenza della vita di un *uomo medicina* è essere umile, avere grande pazienza, essere vicino alla Terra, vivere il più semplicemente possibile, e non smettere mai di imparare..."[54].

E, in base all'esperienza personale, Archie a ogni *uomo medicina* consiglia:

"Sii umile. Accetta il fallimento. Fa parte dell'essere *uomo medicina*. Sii consapevole del negativo e del positivo di tutte le cose. Non aver fiducia nel tuo piccolo potere, ma cerca di unire molti poteri in uno solo. E abbi pazienza. Quando raccogli un'erba in un cespo della stessa specie, non avere fretta: senti. Ascolta. Quindi raccogli l'erba che ti risponde e ti comunica qualcosa di buono. Se non hai il sesto senso per comunicare con quell'erba, fermati. Smetti di cer-

[53] Archie Fire Lame Deer, *Il dono del Potere*, cit., p. 160, 161.
[54] Ivi, p. 161, 170.

care di essere un guaritore. Diventa un venditore d'auto o un avvocato"[55].

Il gesuita diventato *nganga*

Anche un gesuita è diventato *uomo sacro medicina*, nel corso della sua vita, per *trasmissione di potere* da parte di un *nganga* del Camerun.

È il missionario francese padre Éric de Rosny, antropologo, che sin dal 1957 vive e lavora in Camerun, studiando le realtà locali con umile curiosità. Non solo padre Éric ha imparato ad avere il più profondo rispetto per le antiche e diverse forme di medicina tradizionale africana, ma anche a farle proprie. Un giorno ha incontrato Din, un anziano uomo sacro locale, un *nganga*, con il dono del Grande Spirito di *vedere nella notte*. Din gli ha fatto da maestro, lo ha *iniziato* e, al termine di un periodo di "formazione", giudicando il discepolo maturo, gli ha *aperto gli occhi*, gli ha *trasmesso* il potere divino della *doppia vista*. Padre de Rosny ha ricevuto così *potere di guarigione*. È stato quindi Din, *uomo sacro* del Camerun, a trasmettere all'europeo il sapere e il potere di scrutare le menti e i cuori per districarne il groviglio di contraddizioni, le passioni e le pulsioni nascoste, i conflitti che avvelenano l'esistenza, il *potere di vedere nella notte*.

In seguito, padre de Rosny, per *trasmissione di potere*, è diventato a sua volta *nganga* e *vede nella notte*. Nell'Africa bantu, cioè nei due terzi dell'Africa nera, la parola *nganga* indica quasi sempre, sia pure con sfumature diverse, lo stesso personaggio: l'*uomo medicina* che cura non solo le malattie del corpo, visibili, ma anche quelle nascoste, dotato com'è di un *sesto senso* che gli consente di *vedere lontano*, di scrutare i suoi pazienti nel profondo.

Il missionario parla dello *nganga* come di un personaggio polivalente, che non è semplicemente un *guaritore*. La sua funzione più evidente è quella di curare i malati, ma egli esercita anche i ruoli di custode di un'antica saggezza e di riti antichi, quei riti e quella saggezza che gli consentono di rassicurare e proteggere i suoi pazienti; i ruoli di giudice, quando si tratta di dirimere qualche controversia familiare. Il territorio di uno *nganga* è la notte, una notte più opaca e inquietante di quella reale, la notte dell'anima, indicata

[55] *Ibidem*.

con la parola *ndimsi*, che letteralmente significa *le realtà nascoste della terra*. È il mondo delle intenzioni segrete, dei disegni velati, il luogo di lotte sotterranee e decisive. Lo *nganga* ha il potere di penetrare in questo universo, precluso invece a chi non ha ricevuto il dono di vedere oltre le apparenze, e di agire sulla salute e sull'unità delle famiglie.

De Rosny ha intuito che la pratica della medicina tradizionale non è in contrasto con l'insegnamento cristiano. La missione dello *nganga* è di alleviare le sofferenze dei suoi pazienti, agendo, il più delle volte, sulle cause che noi occidentali chiameremmo psicologiche e che gli africani definiscono diversamente. "Il dualismo anima-corpo è estraneo alle culture africane – spiega de Rosny –. Il mondo africano vede le cose in altro modo: lo spirituale e il corporeo non si oppongono; l'uomo è fatto di corpo visibile e di corpo invisibile. Conseguenza logica di questa concezione è che tra un corpo visibile e un corpo invisibile c'è il lato nascosto della persona, non un territorio separato". A contatto di Din, padre Éric ha anche imparato a *leggere* e a interpretare i segni del potere o della malattia.

Nei discorsi di padre Éric torna spesso la parola "guarigione", relegata in secondo piano dai nostri dizionari di spiritualità: "Gesù – dice il padre gesuita – è stato un grande guaritore: basti pensare allo spazio che le guarigioni occupano nei Vangeli. Si tratta di riscoprire questa dimensione della fede, ma senza miracolismi e senza dimenticare che il messaggio di Cristo abbraccia un orizzonte ben più vasto".

De Rosny è un uomo di frontiera, un *passeur*, come dicono i francesi. E anche se la sua resta un'esperienza singolare, può essere oggi di aiuto a molti e anche a tutta la Chiesa[56].

"Preferisco uomini interi"

Sono numerosi oggi nel mondo gli *uomini medicina* delle più varie tradizioni, i terapeuti praticanti tradizionali, i *guaritori*, i carismatici con potere di guarigione che hanno scelto in modo radicale di servire Dio e i fratelli. Accanto a costoro non mancano dei veri medici pionieri, che hanno scelto in modo altrettanto radicale di sperimentare, e sperimentano, tutto quanto la *medicina alternativa* (com-

[56] Cfr. P. Pisarra, "Padre Éric, il gesuita che sa vedere nella notte", in *Jesus*, n. 4, aprile 1997, p. 68, 69.

presa quella dei *guaritori*, terapeuti praticanti tradizionali) può offrire e mettere a disposizione per il *vero* bene dell'umanità.

Uno di questi pionieri – per fare soltanto un esempio e dei più conosciuti – è un clinico americano, noto in tutto il mondo, il professor Isadore Rosenfeld[57], primario di cardiologia del New York Hospital. L'illustre scienziato va esplorando da tempo tutte le possibilità che la medicina alternativa offre, perché concepisce la medicina come un'*arte*. Anche se viene criticato e avversato da numerosi suoi altrettanto famosi colleghi e da più parti, Rosenfeld continua a portare avanti le sue ricerche.

Attualmente, parte della medicina alternativa viene accettata da quella ufficiale; l'omeopatia, l'agopuntura, la fitoterapia, la cromoterapia, lo *shiatsu* sono infatti entrati ufficialmente in numerosi ospedali del mondo. Ciò che invece è ancora molto difficile da accettare, e da far accettare, nel campo scientifico è la pratica antica della diagnosi e guarigione paranormale dell'*uomo medicina*, del guaritore *praticante tradizionale*. Questo è dovuto alla cultura occidentale, lontana da questa antichissima esperienza e arte. Ma è dovuto anche al proliferare di tanti che si improvvisano *guaritori*, che approfittano da un lato delle sconfitte della medicina, dall'altro del bisogno, della credulità, della disperazione della gente.

Rosenfeld è stato il primo grande clinico di fama mondiale a interessarsi non solo della medicina alternativa in generale, ma anche delle *guarigioni paranormali* e dell'*uomo medicina*. A questi argomenti ha dedicato studi, sperimentazioni e libri, tradotti in molte lingue. Nel 1996 è uscito un suo ennesimo libro[58] sulla medicina alternativa, che ha scosso violentemente le fondamenta di tutta la grande casta clinica ufficiale del mondo.

Da una sola frase di Rosenfeld si può comprendere che tipo di uomo egli sia, ancor prima che clinico, medico, scienziato. Il professore è solito dire: "Prostate e ulcere non mi interessano, io preferisco uomini interi!".

[57] Isadore Rosenfeld, clinico e University Professor, Decano presso il Cornell Medical Center, Primario di Cardiologia del New York Hospital, autore di numerose opere di divulgazione medica, pubblicate in tutto il mondo. Medico molto conosciuto, al quale ricorrono, o sono ricorsi, tanti uomini *potenti* e noti della terra, da Ronald Reagan a Mikahil Gorbaciov, da Giovanni Agnelli a Henry Kissinger, da David Rockefeller a Sofia Loren, e numerosi altri.

[58] Isadore Rosenfeld, *Medicina Alternativa*, Random House Publishing Group, New York 1996. Cfr. Furio Colombo, in *L'Espresso*, 26 luglio 1996, p. 139 ss.

Durante una conferenza stampa (del luglio '96, per la presentazione del suo libro sulla medicina alternativa), Rosenfeld ha rilasciato interessanti dichiarazioni. Ha messo in chiaro che anche nel campo dei terapeuti tradizionali, degli *uomini medicina*, non è tutto oro quello che luccica, si deve saper discernere, vederne i risultati per poter accettare. Ha detto che anche in questo campo come in tutti, compreso quello della medicina ufficiale, vi possono essere dei ciarlatani.

"È indubbio però – ha sostenuto il professore – che ci sono coloro che seguono altre strade, diverse da quelle della medicina ufficiale. A volte si tratta di strade ignote e mai sperimentate prima... Se il malato però ne ha beneficio, guarisce, la loro è una pratica medica che va accettata".

E ha aggiunto ancora:

"Un tempo questa semplice constatazione portava alla scomunica. Adesso, nell'immenso mercato della salute c'è posto per altri prodotti. E certo si possono tollerare quelli che hanno almeno due requisiti: sono desiderati e non fanno male".

Per Rosenfeld ciò che infine conta sono i frutti. Gli è stata fatta presente la difficoltà di stabilire un confine fra pratiche mediche anomale, ma degne della più grande attenzione, e pura e semplice superstizione, e inoltre la difficoltà di discernere il mago, lo stregone, l'imbroglione, dal terapeuta vero e proprio. E lui ha risposto:

"Questa distinzione è difficile, a volte è impossibile. D'altra parte, quanti pessimi medici militano tra le file della medicina ufficiale?!".

Il clinico ha sostenuto che, per quanto riguarda l'*arte della guarigione* – l'ha chiamata proprio così: *arte* – vanno tentate tutte le strade nuove dove:

"Si tiene conto del senso di interezza della vita umana, corpo e mente, stato d'animo e sintomo, inconscio e malattia... Poiché è indubbio che la condizione psicologica o mentale di una persona sia causa o concausa della malattia. Mente e corpo non si possono separare. O si curano insieme o insieme periscono... ciò che la medicina ufficiale aveva intravisto, ma che poi ha dimenticato!...

Non mi preoccupa – dice Rosenfeld – quando i terapeuti praticanti tradizionali dicono che il corpo può curare se stesso, senza intervento medico o chirurgico. Dopotutto certe guarigioni, senza questa persuasione, non si possono spiegare. Mi interessa che si coltivino modi di intendere la medicina in cui il malato è sempre meno suddito e sempre più protagonista...

La *medicina* dell'*uomo guaritore* non significa una medicina con minore dignità, ma una medicina diversa. Perché non rendersi conto che il grande misterioso nemico, la malattia, può essere combattuto meglio cercando lungo molte strade diverse invece che lungo una sola?"[59].

Ogni guaritore è un *artista* di Dio e Rosenfeld lo dimostra. L'*arte* della medicina è oggi poco coltivata. Ma c'è un altro grande clinico che rilancia *l'arte perduta di guarire*.

Bernard Lown, cardiologo americano, scienziato conosciuto (dobbiamo a lui il defibrillatore a corrente continua e le moderne unità coronariche), ha scritto un libro intitolato *L'arte perduta di guarire*[60]. Anche il sottotitolo è interessante: *I consigli di un grande medico per un ritorno a una medicina più umana*.

"Un medico – scrive Lown – appartiene a due culture: la scienza e l'arte. Quella dominante è la scienza, ma la seconda è indispensabile al pieno successo della prima. In futuro – continua – il dominio della scienza andrà oltre la malattia e la cura, ma non sostituirà mai l'arte. La medicina non può abbandonare la guarigione delle anime sofferenti senza compromettere il suo ruolo".

A giudizio di Lown, su 100 diagnosi azzeccate, 75 sono frutto di un semplice colloquio e dell'osservazione diretta in ambulatorio, a volte di una normale stretta di mano, 20 sono frutto di analisi di routine. Solo il restante 5 per cento è dovuto a strumenti diagnostici, sofisticati e costosi. Il segreto? Lown ha riscoperto – e auspica che tutti i colleghi medici la riscoprano – l'*arte* della medicina, che è prima di tutto il rapporto tra due esseri umani, tra chi soffre e chi è capace di ascoltare e mitigare la sofferenza.

La nostra Associazione *Armonia* organizza dei corsi di yoga dedicati agli operatori di salute, ai medici, ai guaritori in genere, al fine di poterli aiutare nella loro *arte divina*, nel loro difficile e divino compito.

Ogni guarigione è *da* Dio

Nel campo della cosiddetta *guarigione* nuota l'asino, l'imbecille, il santo...

Da una parte, è comprensibile che i prodigi delle guarigioni vengano attribuiti al *guaritore*; alla ragione umana infatti questi sembrano avere origine da lui. Ma al cuore sarà chiaro che eventuali prodigi di guarigione sono unicamente *di* Dio. Da che mondo è mon-

[59] Cfr. Furio Colombo, in *L'Espresso*, cit., p. 139 ss.

[60] Bernard Lown (premio Nobel per la pace 1985), *L'arte perduta di guarire*, Garzanti, Milano 1997.

do, se qualcosa di bene attraverso un uomo della Terra accade, è *da* Dio.

Nell'aiutare la gente, cerco di far comprendere che qualsiasi aiuto non proviene da me. Io non ho alcuna *capacità*. Sono come tutti figlio di Dio, consapevole che il legame che Lo unisce a noi è fortissimo, materno, è stato Lui che per primo ci ha amati portandoci a questo mondo. Anche se questo resta per noi un mistero, è un mistero d'Amore.

I prodigi provengono *da* Dio e sono solo *di* Dio. Ma su questa Terra si manifestano necessariamente attraverso persone, Suoi mezzi, e infine attraverso noi stessi. È lo Spirito divino che passa attraverso noi creature, attraverso le nostre mani che sfiorano, toccano, operano, massaggiano, che danno qualche tirata, qualche sistemata. Attraverso i nostri occhi che si posano, che scrutano, che vedono. Attraverso le nostre parole, i pensieri, il nostro volto, che esprimono amore per Lui e per il nostro prossimo. È ciò che accadeva a Gesù Maestro, a Cristo, *il* Guaritore. Il Suo tocco, lo sguardo, la Sua saliva (quando ha guarito il cieco nato), la Sua vicinanza facevano rinascere le creature alla vita dello Spirito. E noi, che siamo tutti suoi fratelli, non possiamo che assomigliargli.

In tutti gli angoli della Terra esistono persone alle quali il Divino ha assegnato la missione di trasmettere la forza spirituale, di risvegliarla nell'uomo dov'è assopita, di ravvivare nella creatura umana le sue potenzialità divine, di far rinascere alla vita dello Spirito.

"Il vento soffia dove vuole e ne senti la voce"[61].

Gesù ha detto: "Bussate e vi sarà aperto!". Cerchiamo però di non chiedere solo miglioramenti fisici e materiali, chiediamo prima di tutto: "Sia fatta la tua volontà!".

Nella nostra vita, più che guarire dai mali fisici, ciò che per noi è vitale è guarire dal male spirituale del nostro secolo: guarire dalla malattia di essere senza Dio e senza Amore. *Siate misericordiosi... non giudicate... non condannate... perdonate e vi sarà perdonato...*

È divino guarire il dolore umano

In particolari tipi di malattie, *guarire* consiste soprattutto in un processo di *apertura della mente*. Più si annulla la propria persona-

[61] Giovanni 3,8.

lità, più si taglia la testa all'ego, più ci si mette a totale disposizione del Divino, più ci si abbandona a Lui, *più ci si arrende a Dio*, tanto più Egli si manifesta. E lo fa attraverso quel *potere di guarigione* che è dentro ogni Sua creatura.

Un grande teologo moralista, padre Bernard Häring, al quale i medici diagnosticarono un cancro, ha confessato:

"Da un lato la medicina ha fatto progressi enormi. Dall'altro ho scoperto che in ciascun uomo, secondo il grado della sua serenità e della sua pace interiore, ci sono forze sananti enormi. Quando in un ospedale romano chiesi all'oncologo come potesse essere cambiata tutta di un colpo la situazione del mio polmone, fino a un mese prima ingrossato di un terzo più del normale e invaso dal cancro, mi rispose additandomi un'immagine di Cristo: 'Chieda a Lui! Io in Lui credo'.

Sono arrivato alla conclusione che nella persona umana ci sono forze immense, dono del Creatore"[62].

Quella della guarigione è *un'arte divina*, che ha bisogno di essere coltivata, e da tutti. *Aiutati che Iddio ti aiuta*, si dice.

Nel momento in cui un operatore di salute ha a che fare con un corpo o interviene su di un corpo, oltre che con i suoi organi, apparati, ghiandole, cellule, arti, ossa, legamenti, ecc., ha a che fare con la sua spiritualità, con l'*Io profondo*, con la sua energia vitale, con le sue vibrazioni... Cioè con materialità e spiritualità, contemporaneamente, che in ciascun individuo sono uniche e irripetibili.

Divinum est humanum sanare dolorem. "È divino guarire il dolore umano".

La malattia è complessa, non è una condizione naturale, è il risultato di uno squilibrio, è una disarmonia che non riguarda mai la sola fisicità. Ha una componente mentale, psichica, sottile (dovuta anche a non buoni sentimenti, come emotività, stress, ansia, paura; oppure a quelli negativi che "rodono e corrodono" l'uomo, come invidia, gelosie, ira, rancore, odio, intolleranza, ecc.). Può avere anche una componente spirituale, c'è il *mal di vivere*, ci sono malattie che affliggono lo spirito, che influiscono sull'anima, le *malattie dell'anima*, che sono inafferrabili, quindi difficili da diagnosticare, che sfuggono alla comune medicina tradizionale, alla psicologia.

Ogni creatura va curata nella sua globalità di corpo e spirito. E il mondo dello spirito è misterioso e complesso.

[62] Bernard Häring, *Un'autobiografia a mo' di intervista*, Edizioni Paoline, Milano 1997, p. 225.

E non diamo sempre la colpa a Dio!

La malattia, come il male, il dolore, la morte, è e resta mistero.

Di tutti i disordini nel mondo l'uomo dà superficialmente la colpa a Dio. Perché non medita. Il suo ego, la sua mente gli fanno intendere che sono castighi divini. Spesso egli si affanna al pensiero di tanti buoni che soffrono e muoiono, e si arrovella al pensiero di tanti cattivi che vivono sani, ricchi, e magari per cent'anni. Conclude che Dio è ingiusto e crudele.

Gesù ha detto che la causa del male spirituale proviene dall'umana dimensione interiore.

"Dal di dentro infatti, dal cuore degli uomini, escono le intenzioni cattive... Tutte queste cose cattive vengono fuori dal di dentro e contaminano l'uomo"[63].

Un'affermazione che ricorda quella di Geremia:

"Le vostre iniquità hanno sconvolto tutto e i vostri peccati tengono lontano da voi il benessere"[64].

All'origine tutto era armonia, l'equilibrio della creazione era perfetto: incorrotto il creato, libero e incorrotto era l'uomo, per il quale il Signore aveva *pensato* la perfezione, con il quale aveva stabilito un patto d'Amore, che comprendeva un divieto:

"Di quest'albero non devi mangiare. Chi mangia i suoi frutti morirà"[65].

Era un invito alla misura, alla prudenza; non era una minaccia, ma un'indicazione d'Amore. Però l'ego dell'uomo non l'ha accolta. L'uomo ha quindi errato. *Errare humanum est*, l'errore è dell'uomo.

Se guardiamo alla Natura, essa può insegnarci molto sull'errore che è soltanto dell'uomo. È impossibile infatti che un seme di fagiolo rampicante sbagli e si attorcigli nel senso contrario, che una chiocciola sbagli e si costruisca con una spirale distorta. È difficile che un animale commetta un errore per la seconda volta. L'errore non fa parte della Natura, essa non lo conosce, è rimasta come all'origine. La sua corruzione è solo quella inflittale dall'uomo.

L'uomo, invece, tentato dal proprio ego, ha rotto l'antico sacro patto d'Amore, l'armonioso incantesimo dell'origine. Se meditiamo

[63] Marco 7,21.
[64] Geremia 5,25.
[65] Genesi 2,17.

con umiltà, siamo costretti a concludere che siamo noi i responsabili di tanti dei nostri mali e disarmonie. Le azioni delle generazioni passate influiscono sul nostro presente. Il nostro pensiero di oggi influirà sul domani, sulle generazioni a venire.

Nel libro della Sapienza sta scritto:

"La morte certo non è opera di Dio, né egli gioisce che i vivi debbano morire. Egli creò ogni cosa perché sussista e salubri sono le creature del mondo: non è insito in loro il veleno della rovina"[66].

Lo scopo di ogni spiritualità è quello di recuperare l'armonia dell'origine.

I gigli del campo

È l'ego a distruggere l'uomo, a errare, a portare il disordine, il male (il non bene) nell'universo. Ora noi uomini, che abbiamo distrutto il patto d'Amore e d'armonia dell'origine, e che spesso diamo al Creatore la colpa dei nostri guai, possiamo chiedere aiuto al Signore. E lo Spirito di Dio, come si è posato sul caos esistente prima della creazione – così racconta la prima pagina della Bibbia – dando a ogni essere la vita, può ora posarsi sul caos di questa nostra vecchia, sgangherata esistenza e farci rinascere uomini *nuovi*.

Un'altra indicazione d'Amore è quella lasciataci da Gesù nel *Discorso della Montagna*[67], la "sintesi di tutto il Vangelo", il "codice del cristianesimo":

"Guardate i gigli del campo... gli uccelli del cielo..."[68], è un messaggio che invita a guardare la Natura, per apprendere da lei come si debba condurre la vita. Innocente. Libera. Fiduciosa.

Nella Natura c'è tutto, è la più grande maestra che Iddio ci abbia messo accanto. La Chiesa antica comprendeva i suoi misteri e ogni suo insegnamento. Quella di oggi, distratta, si dimentica della creazione. E anche in questo è sposa infedele di Cristo Gesù.

Per il mondo egoista di oggi, indaffarato, disincantato, l'esortazione d'Amore di Gesù è pura pazzia! L'uomo odierno non si ferma, non può perdere tempo, che è prezioso, è danaro! L'uomo oggi non ha più occhi per i gigli del campo, né per gli uccelli del cielo. E non

[66] Sapienza 1,13-14.
[67] Matteo 5,6,7.
[68] Ivi, 6,26-28.

ha più orecchi per udire le parole d'Amore che Iddio ha scolpito nel suo cuore:

"Fermati, sappi che Io sono!"[69].

Pregare prima di curare

La preghiera, i mantra, tutti i *canti di potere* dei vari popoli sono mezzi di comunicazione con la Divinità. Costituiscono un canale aperto e diretto uomo-Dio, sono pensiero e parola che provengono dal cuore, pura vibrazione positiva, carica di forza e di un'enorme potenzialità.

"Quando un devoto ha il cuore ardente e lancia un proiettile di preghiera dopo l'altro, allora Dio gli si arrende... Dio non è un Essere muto e insensibile. Egli è l'Amore stesso. Se sapete come meditare per stabilire il contatto con Lui, Egli risponderà alle vostre amorevoli richieste. Non avete bisogno di supplicare; potete chiedere come Suoi figli...

Non continuate a controllare il risultato. Se piantate un seme nel terreno e poi lo tirate fuori ogni tanto per vedere se ha germogliato, esso non metterà mai radici. Allo stesso modo, se ogni volta che pregate cercate un segno col quale il Signore indichi che esaudisce la vostra preghiera, non succederà niente. Non cercate mai di mettere Dio alla prova...

Voi non vi rendete conto del potere di Dio che sta nella vostra mente! Esso controlla tutte le funzioni del vostro corpo. Voi potete produrre nel vostro corpo qualsiasi cambiamento se esercitate quel potere che è nella vostra mente"[70].

Ogni tipo di preghiera viene considerato strumento di protezione, di guarigione.

La preghiera ha la capacità di potenziare ogni tipo di cura, ogni terapia umana messa in atto per la guarigione, per combattere le malattie che Dio non ha mandato. Lui desidera che le Sue creature stiano bene. Essa ha il potere di... attaccare il nemico giusto e, se si impara a pregare, si vedrà la libertà nella propria vita. Crea un campo di positività e, se anche non apporta guarigione, le sue vibrazioni sono senza dubbio in grado di influire positivamente, di dare condizioni di miglioramento nella sofferenza.

[69] Salmo 45 (46),11.

[70] Paramahansa Yogananda, *L'eterna ricerca dell'uomo*, cit., p. 37 e 56.

Oggi, in alcuni ospedali aperti a ogni medicina alternativa, ai pazienti viene applicata anche la *terapia della preghiera*. In un ospedale americano, per esempio (per merito del già citato professor Rosenfeld), è stato fatto questo esperimento: alcuni medici, studiosi delle medicine alternative, hanno scelto a caso cento pazienti con differenti patologie. A un gruppo di preghiera è stato richiesto di pregare intensamente per la metà di loro. Dopo un certo periodo di tempo, i cinquanta pazienti per i quali si era pregato avevano avuto miglioramenti e guarigioni in percentuale molto più elevata rispetto agli altri cinquanta. Si tratta di un esperimento, ma in grado di dimostrare – perché su questa Terra è sempre indispensabile dimostrare – anche ai più scettici che vibrazioni positive molto potenti, in questo caso quelle della preghiera, funzionano.

Nella mia *tenda*

Prima di iniziare la mia giornata, mi ritiro a lungo nella *tenda* fatta di tronchi d'albero, piantata in un angolo del campo, in riva al fiume. Chiedo al mio Signore la Sua protezione, prego, medito in perfetta solitudine, distante da tutto, pratico yoga per purificarmi nel corpo, nella mente, nello spirito, per chiedere forza al Guaritore.

Quando il mio compito è quello di dare assestamento a qualche parte, diciamo così, meccanica del corpo, scheletro, articolazioni, legamenti, ecc., quando si tratta di traumi fisici, allora il mio *operato* è quello del *tiraossi*. Oltre al mio mantra e alla preghiera, ricorro a quel tipo di manipolazione istintiva, innata, dono di Dio, e la metto in pratica. Da questa antica pratica hanno tratto ispirazione sia lo *shiatsu* che la moderna chiropratica.

Quando invece si tratta di malattie in generale, gravi, di casi diagnosticati inguaribili o di malattie spirituali, sottili, inspiegabili, in questi casi ricorro al mantra, alla preghiera, a Dio. Applico solo questa potentissima e insostituibile terapia che, se il Signore vuole, ha sulla malattia molto più potere di ogni tipo di medicina, potenzia ogni tipo di terapia ideata e creata da noi uomini.

Al Suo *uomo sacro guaritore*, il Divino concede misteriosamente la possibilità di attingere in una *dimensione altrove, intermedia*, di contattare e comunicare con lo *spirito* più intimo, di *vedere* la parte sottile di ogni essere, di comunicare con l'*Io profondo* delle persone.

Con l'aiuto dello Spirito ho accesso a questa dimensione spirituale, sottile, intermedia tra l'umana e divina e lì vedo dove c'è disarmonia, comprendo fisico, spirituale, psichico.

3. *Sri Guru Raja Yogi Lahari*

"È Dio che sa tutto, noi uomini non sappiamo niente!"

Ho incontrato numerosi maestri, nel corso degli anni, che sono stati importanti per me. In modi differenti, ciascuno mi è stato prezioso, a tutti devo gratitudine.

Molti di loro, alcuni indiani, altri medio orientali o tibetani, hanno avuto la bontà di riconoscermi ufficialmente maestro spirituale, *guru* illuminato di yoga, e mi hanno incoraggiato a compiere la mia *missione pubblica*.

C'è stato più di un *guru* che mi ha fatto rivelazioni circa mie precedenti vite su questa Terra. Vero, non vero? Credere, non credere? Ognuno ha le sue teorie e tutte vanno rispettate. Quel che è strano è che le rivelazioni di questi maestri trovavano sempre esatta corrispondenza nelle numerose mie visioni che fin dalla prima infanzia ho avuto negli stati di estasi.

Ricordo che tutte le volte che a don Antonio svelavo le mie visioni, lui mi diceva soltanto: "È Dio che sa tutto, noi uomini non sappiamo niente!". Quando in seguito le raccontavo al mio *guru*, questi cercava in tutti i modi di farmi intendere che si riferivano a mie vite precedenti. E quanti tentativi fece per farmi intendere che riguardavano il mio passato! Ma mi era troppo difficile credergli.

Alcuni di questi maestri mi svelarono anche il futuro che mi attendeva. E anche qui c'erano esatte corrispondenze con le mie visioni e con ciò che mi aveva ispirato la Voce.

Sia come sia, quaggiù tutti i misteri rimangono tali, nonostante i tentativi da parte dell'uomo di spiegarli. Ogni verità sta soltanto nelle mani del Signore, tutto ci verrà svelato un giorno...

"Sei un vero *guru*"

In uno dei primi viaggi che feci in India in compagnia del mio *guru*, conobbi un maestro spirituale di Jaipur, Baba Balnat. Questi mi rivelò chi ero stato nelle mie vite precedenti... il perché di tante cose che mi riguardavano... il motivo per cui, in quegli anni, avrei dovuto operare nella massima discrezione, mantenendo solo per me i miei segreti. Anche lui mi predisse quale sarebbe stato un giorno il mio futuro compito pubblico. Usò il vocabolo *missione*: attraverso un discreto – all'inizio – insegnamento delle discipline yogiche, sarei riuscito ad attirare, pian piano, tante api nell'alveare divino. E col tempo questi sciami sarebbero diventati sempre più numerosi. Non mi tenne nemmeno nascosto il caos che, giorno dopo giorno, sarebbe aumentato intorno a me e per differenti motivi.

Nel 1992 mi recai per l'ennesima volta in India. Nei pressi di Bangalore incontrai per la prima volta, nel suo *ashram*, Sri Tiruchi[71], in India venerato *avatar* (incarnazione della coscienza divina sulla terra). Insieme a me c'era un folto gruppo di amici di *Yogarmonia*.

Durante il nostro incontro, Svami Tiruchi rivolse a tutti queste parole: "...Sappiate che Mario nella sua vita precedente è stato un noto maestro spirituale. In questa vita attuale voi dovete aiutarlo a compiere la sua missione terrena, che Iddio vuole da lui... questa volta in Italia, tra i cristiani... Sono rari i maestri che accettano di reincarnarsi in Europa, nell'Occidente razionale... lì è difficoltoso parlare di Dio... far praticare la Sua ricerca nel modo vero, come insegnava Gesù, come faceva san Francesco d'Assisi... Insieme, in altri tempi e in altre vite, noi due abbiamo portato luce nel mondo...".

Erano più o meno le stesse parole che io avevo già udito pronunciare, anni prima, da Baba Balnat.

Ma questa volta non ero solo!

Sri Tiruchi si rivolse poi a me, e mi disse:

"Appena ti ho visto, ho provato per te un profondo amore. In Dio, sono a conoscenza che, fin da quando eri bambino, è cresciuta in te una grande forza spirituale. Perciò ora tu puoi insegnare lo yoga a tante persone, ai tuoi fratelli cristiani, alla tua gente. Dentro di te si sono accumulate numerose esperienze. È giunto il momento di comunicarle, di condividerle con altri, di metterle per iscritto... Vedo che quanto fai o dici è naturale, giusto, è vero. Chi ha parole di Verità ha un cuore irradiato d'Amore. Tu sei nello stato di *Raja Yoga*[72]. La *Kundalini* in te è salita al sommo grado, al settimo *chakra*,

[71] Sri Sri Sri Tiruchi è stato una delle più autorevoli figure spirituali per gli indù. Fondatore di oltre 50 *ashram* in India, Europa e Stati Uniti d'America, nel suo centro di Bangalore viene stampato mensilmente un giornale in sette lingue che viene diffuso in tutto il mondo.

[72] Dal sanscrito, letteralmente "Yoga Regale", è lo yoga più alto e completo.

perciò sei *vero guru*. In questa vita, il Divino ti vuole maestro spirituale di yoga in Occidente, nella Terra di coloro che credono in Cristo. Quale maestro di yoga più anziano di te, sul cammino di *Yogarmonia* ti do la benedizione del Signore e, com'è tradizione, ti consacro maestro, imponendoti il nome di *Sri Guru Raja Yogi Lahari*. Presto i tuoi discepoli dovranno prendersi cura di te e proteggerti, come tu fossi un bambino indifeso... Il Signore ti ha *pensato* e creato Suo messaggero... Le persone che sono vicine a te sono fortunate, dovranno ascoltarti e non abbandonarti mai... In *Yogarmonia* avrai numerosi discepoli... sarai un conosciuto maestro di yoga nella terra dove questa volta hai voluto rinascere. Con l'aiuto di Dio, ti sarà possibile aiutare e proteggere la tua gente".

Dopo queste parole non sapevo che cosa dire, che fare. Di fronte ai miei amici mi sentivo... imbarazzato come un bambino.

Insh'Allah!

Riuscii solo a balbettare: "Ora è fatta... Insh'Allah! Sia fatta la volontà di Dio!".

Le parole di Sri Tiruchi ebbero indubbiamente, in qualche modo, il potere di... *rompere l'incantesimo*. Le mie carte ormai erano state scoperte. Quel segreto – "Stattene sempre zitto! Nessuno può capire. Tutti fraintendono" – che per anni e anni avevo mantenuto ora non era più un segreto.

Mi sentii come un bambino che aveva nascosto a lungo la marmellata, ma che infine viene scoperto... Ancora una volta mi misi nelle mani del mio Signore. Altro non avrei potuto fare.

Mi chiesi in quale modo sarebbero state recepite e interpretate queste *rivelazioni* dai miei amici di *Yogarmonia*. La teoria della reincarnazione è così lontana dal nostro modo di pensare. Cosa poteva passare nel loro animo? Quali le domande che si sarebbero poste? Di certo la più semplice e immediata, e in fondo per un cristiano la più logica: "Ma quante storie! Ma sarà poi tutto vero?". Alcuni si saranno certamente chiesti: "Ma allora, insegnante o maestro? Allievi o discepoli? Ginnastica yogica o cammino spirituale?".

Questo era il punto!

Perché, quando si tratta di cammino spirituale, di mettersi alla ricerca del Divino, tanta gente si sgomenta. La resa a Dio spaventa tutti.

Comunque, credere, non credere? Sta di fatto che, in quel momento, per alcuni di loro l'ottica delle cose certamente cambiò. Di fronte a queste *rivelazioni*, videro se non altro quale era il sentiero che insieme a me avevano intrapreso e stavano percorrendo. Ma più di ogni altra cosa si resero conto che, per continuare su *quel* sentiero, tanti di loro avrebbero dovuto cambiare! Si trovarono perciò di fronte a una scelta: "Continuare oppure no su quel sentiero?". Ed era necessario prendere una decisione.

Anche se li avevo lasciati sempre e del tutto liberi, qualcuno forse si sentì da me un po'... tradito. Da amico e da *insegnante di yoga*, quale fino a quel momento per loro ero stato, all'improvviso ai loro occhi divenni un *maestro spirituale*, un *guru*... E mi videro quindi come un *chissacchì*, un *chissaccosa*! E questo, senza alcun dubbio, ebbe il potere di destabilizzarli un bel po'.

In ogni caso io, da quel giorno, incominciai a indicare in modo chiaro l'Obiettivo della nostra ricerca. Da parte mia furono in seguito necessari tre anni di paziente lavoro per far comprendere a tutti che, per quanto riguardava la mia persona, proprio nulla era cambiato, né cambiava, né sarebbe mai cambiato.

Quello che invece sarebbe inevitabilmente dovuto cambiare era l'impegno di tutti coloro che desideravano continuare con me su *quel* sentiero. Dovevano cambiare le marce del loro sforzo personale sul cammino della comune ricerca.

Alcuni, pochi per la verità, se ne sono scappati via, sono subito spariti dalla circolazione.

Altri, ancora oggi continuano a girare a vuoto, intorno a se stessi, perdendo tempo.

Altri ancora vanno scavandosi intorno tanti piccoli pozzi. Sono impazienti di trovare l'acqua, pretendono di trovarne tanta e subito, ma soprattutto con poco sforzo.

Scavare un unico profondo pozzo costa molta fatica, anche perché, man mano che si scava, vengono alla superficie numerose grosse, pesanti, inutili pietre da sollevare e da gettare via, lontano! Perciò è molto meno faticoso sollevare una zolla qua, una là. Così ci si può sempre giustificare dicendo: "Ho scavato tanto, ma l'acqua purtroppo non l'ho trovata, non la trovo. La colpa non è mia!".

Ciò che è necessario fare è avere fede. È imparare a lavorare con estremo sforzo personale, superando il proprio ego, l'orgoglio, l'impazienza, la fretta, l'autostima. E diventare nulla, vasi vuoti, disposti a ricevere conoscenza. Solo quando si è completamente svuotati si è pronti ad accogliere, ad essere riempiti.

Per l'ego umano l'arrendersi a Dio non è certamente cosa facile.

Il tempo, il sole, la paglia fanno maturare le nespole, Dio può far maturare le persone!

4. *Armonia*: oasi, associazione, attività

Il progetto dell'Oasi

Negli anni '80 avevo iniziato a tenere regolarmente corsi di yoga e le persone che li frequentavano aumentavano sempre di più. Diventava sempre più difficile trovare spazi adatti dove poterci riunire. Il parroco di Noale (Venezia), don Antonio Mistrorigo, ci diede ospitalità nella sala dell'oratorio; lui fu uno dei nostri primi sostenitori, credeva in noi e in quanto stavamo facendo. In quella saletta ci sosteneva anche un vecchio registratore malandato, cui davamo vita con cassette di musica e mantra, incise alla buona, che facevano da sottofondo alla nostra meditazione. È lì che *Yogarmonia*, anche per merito di don Antonio, è... decollato.

Quei dieci amici che ho chiamato *i primi avventori della taverna* e io coltivavamo un progetto che allora ci sembrava lontanissimo all'orizzonte, quello di avere una sede tutta per noi. Inoltre, desideravamo ritornare a un rapporto diretto con la Natura, volevamo anche fare qualcosa per proteggerla. Allo stesso tempo, in un'epoca in cui l'inquinamento attanaglia ogni cosa, spirito compreso, avvertivamo la necessità di respirare tra il verde la vita a pieni polmoni.

Il progetto e la realizzazione materiale di quella che in seguito sarebbe diventata la nostra oasi, e che avremmo chiamato Oasi *Armonia*, nacque quindi non solo per la necessità di avere una sede, ma anche per la gioia di stare tra la Natura, per divertirci insieme e in modo semplice, per condividere esperienze essenziali.

"Un giorno nascerà un piccolo angolo ecologico...", mi prediceva da sempre la Voce interiore.

L'Oasi è servita per attrarre numerose persone. Ha agito da alveare e da miele allo stesso tempo, poiché grazie all'Oasi abbiamo sperimentato quanto è bello lo stare insieme.

Non pensavo però che si sarebbe realizzata così presto e così in fretta!

L'amore è cieco!

Tutto ebbe inizio nel 1987.

Nel giugno di quell'anno, i miei amici e io mettemmo insieme i nostri modesti risparmi per comperare un piccolo pezzo di terreno. Ne visitammo tanti di luoghi, ma alla fine ci innamorammo di una vecchia cava abbandonata, da anni trasformata in pattumiera, dove si erano ammucchiati rifiuti di ogni genere. Fu amore a prima vista: si trattava di un luogo in aperta campagna, isolato tra i campi. Faceva letteralmente pietà, ma fu proprio questo a far scoccare l'innamoramento. L'amore è cieco! Tutti ci rimboccammo le maniche e via! Iniziò la sua trasformazione radicale.

Il terreno incominciò a rivivere sentendosi di nuovo amato. Trascorrevamo lì tutto il nostro tempo libero per bonificare, vangare, piantare, scavare un laghetto, sistemare argini. La grande pattumiera diventava poco a poco un'Oasi piena di fermenti di vita, con un orto botanico abbastanza completo. Avevo l'immensa fortuna di conoscere erbe e piante e il loro potere curativo. Con l'aiuto di tutti misi perciò a frutto la mia grande passione per l'universo verde, le mie cognizioni di erboristeria e tutto il resto. Furono messi a dimora alberi di numerose specie. Piantammo e seminammo tutti i tipi di piante ed erbe officinali possibili, dalle più umili e comuni alle più rare e in via di estinzione, che ci permettevano di raccogliere prodotti da erboristeria per la fitoterapia. E con i rimedi vegetali, che il mondo verde dell'Oasi ci forniva, incominciammo a curarci tanti dei nostri malanni.

Ricordo che ce ne andavamo in giro a raccogliere alberi e piante che altrove, per i motivi più diversi, venivano sradicati. Con un camioncino mezzo scassato li trasportavamo in salvo nell'Oasi, dove potevano crescere protetti. Ci serviva però anche un tetto per poter riunirci a fare yoga o almeno per trovare rifugio e riporre i nostri attrezzi da lavoro. Ma di soldi, purtroppo, non ne avevamo più. Perciò chiedemmo a un comune del Friuli, che a suo tempo avevamo aiutato nel periodo del terremoto, di cederci uno di quei prefabbricati che erano serviti ad accogliere la gente durante l'emergenza. Ce ne vennero regalati addirittura due. Quindi finalmente, più che un tetto per riparare noi e gli attrezzi, avevamo a disposizione dei locali dove poter fare yoga insieme.

Oggi l'Oasi è uno straordinario spazio verde, vi cresce una rigogliosa e folta vegetazione costituita da alti canneti, da numerose varietà di piante, da erbe di moltissime specie. Vi sono fossi e rigagnoli, c'è un piccolo lago pieno di pesci, con fiori di loto, ninfee e anatre. Vi è una famiglia di cigni bianchi, che all'inizio dell'inverno non se ne va via, lontano, verso caldi lidi, ma rimane lì stabile. Puntualmente a ogni stagione la famiglia aumenta, il ciclo di vita continua.

In un angolo si erge una torretta fatta di tronchi d'albero, che permette agli appassionati di ornitologia e di *bird watching* di avvistare e osservare le numerose specie di uccelli stanziali e di passo che trovano ospitalità tra il verde delle piante. Al centro del terreno, circondata dall'acqua del laghetto, c'è una capanna di legno costruita su una piattaforma di tronchi: un *casone*, antico esemplare abitativo agricolo, oggi ormai scomparso in terra veneta. Il *casone* raccoglie tanti momenti di vita contadina del passato, attrezzi, arnesi, arredi vari, vecchi mobili e altro ancora.

È anche attraverso il contatto diretto con la Natura che all'uomo è possibile aprirsi a Dio, capire cose umane e divine, comprendere principi e leggi della vita, giungere alla scoperta della propria natura originale divina, arrivare all'illuminazione.

Il Dio invisibile si può incontrare negli innumerevoli segni tangibili della Sua presenza. Ricordo un racconto dove si parla di un pio beduino musulmano il quale, nell'immensità del deserto, fa da guida a un esploratore occidentale, ateo. Più volte al giorno l'esploratore scorge il beduino rivolgere ad Allah la sua preghiera e una sera ridacchiando gli dice: "Ma come puoi credere che Allah ci sia, se non l'hai mai visto, né udito, e nemmeno toccato?!". Il beduino incassa, sorridendo. All'alba del giorno seguente, quando l'esploratore esce dalla sua tenda scorge sulla sabbia impronte di cammello. "Guarda qua, stanotte c'era un cammello!", afferma. E il beduino sornione: "Ma come puoi sostenere che c'era il cammello, se non l'hai né visto, né udito, e nemmeno toccato?!". E quello, contrariato: "Ma non li vedi qua i segni tangibili della sua presenza?". Allora, per tutta risposta, il pio beduino gli indica il sole, che sta alzandosi all'orizzonte: "Guarda là! Non lo vedi un segno tangibile della presenza di Allah, della Sua esistenza?".

Il Creato è espressione dell'Armonia superiore. Alla Natura si deve guardare come al più grande dono concesso da Dio all'uomo, per conoscerLo. Vivere in armonia con la Natura significa vivere in armonia col Tutto e con se stessi.

All'Oasi hanno lavorato e lavorano un po' tutti quelli di *Armonia*, imparando il significato del Karma Yoga, lo yoga dell'azione fisica che consiste nell'agire disinteressato, nell'offrire le fatiche, le proprie azioni quotidiane e i loro risultati a Dio. Come per colui che medita esiste il sentiero della conoscenza, per chi lavora, per chi è attivo, esiste la via dell'azione disinteressata. Nessun uomo può volontariamente rinunciare all'agire. Nella via spirituale è difficile avvicinarsi alla perfezione se volontariamente si rinuncia a lavorare. *Ora et labora, labora et ora*, ci ha insegnato san Benedetto.

Un *angolo* per meditare

L'Oasi costituisce anche un angolo per meditare, non solo sulla Natura, ma su tutto. La meditazione sulla vita, su noi stessi, sulla nostra dimensione divina, su Dio si può fare in tutti i luoghi e in ogni istante della giornata, durante qualsiasi nostra azione. Il *contatto* si può creare attraverso tutte le cose, e sono tantissime quelle che aiutano la creatura umana a ricondursi al suo Creatore.

È bello dedicare al *dialogo interiore* un angolo, una stanza della propria casa, oppure un posto all'aperto.

Avere, per esempio, un albero amico, presso il quale potersi recare quando si sente la necessità di un rifugio interiore, per scaricarsi o ricaricarsi. Per meditare ci si può raccogliere anche in un luogo interiore, immaginario, che ci trasmetta calma, tranquillità, pace.

Per esempio l'immagine del grembo materno, dove possiamo tornare a essere come un feto, avvertire rumori e luce solo come vibrazione, percepire tutto come energia e sentire che nell'Energia noi siamo immersi.

Oppure ci si può *rifugiare* nel ricordo di un momento o di un luogo sereno dell'infanzia o della propria esistenza passata.

Si può anche meditare di fronte a uno spazio dove siano raccolte immagini o foto che ci riportano ad attimi felici della nostra vita, a *momenti divini*.

Sono questi alcuni spunti per ricondurci alla Patria Armonia, al nostro Creatore. Nella vita, spesso si avverte la necessità di un qualcosa che, al solo vederlo o pensarlo o immaginarlo, ci infonda pace e serenità. Dove tutte le corde del nostro spirito possono tornare a vibrare armoniose, solo per Dio.

Tutte le genti allestiscono spazi per lo spirito. Una semplice capanna in mezzo alla foresta. Una tenda. Un piccolo angolo davanti a un mandala. Oppure un *angolo bello*, come i cristiani russi. O una *capanna sudatoria*, come gli indiani americani. E ogni popolo lo fa a modo suo. Questo spazio diviene centro piccolo o grande dell'esistenza spirituale, dove, nella vicinanza col Divino, si riflette, si medita, si decide, ci si purifica, si piange, si ride, ci si consola, si prega, ci si dispera e si gioisce, si chiede protezione, forza, potere, guarigione...

Occasione per un dialogo interiore, per una contemplazione, possono essere anche le *immagini per lo spirito*, e ogni cultura ha le sue proprie.

Per noi cristiani possono essere le icone.

L'icona è l'immagine sacra cristiana che più di ogni altra nostra immagine religiosa avvicina al Divino. Essa è orientata ad aprire squarci sulla profondità del Mistero, sul significato mistico di ciò che esiste. Viene *scritta* – come dicono gli iconografi – e non *dipinta*, perché è *Teologia in immagini*. Essa è il Verbo, la Parola di Dio *scritta* con segni, colore, luce. Chi la *scrive* ha a monte una profonda preparazione spirituale e lo fa con grande devozione. L'icona acquisisce perciò una valenza che altre nostre immagini sacre non hanno.

Contemplarla è come contemplare la sillaba OM, l'Essenza Divina, il Nome Supremo. Concentrandosi davanti a un'icona, si va nella profondità di se stessi, nel Sé profondo, poiché essa *accompagna*, aiuta a scivolare dolcemente nella meditazione, e quindi nella contemplazione del Mistero di Dio. Pur essendo un'immagine fatta di materia essa è, allo stesso tempo, *finestra aperta sull'Aldilà*. Viene concepita come *finestra sul Mistero di Dio*, una finestra che Lui ci dischiude. Attraverso il suo spiraglio, è possibile gettare uno sguardo sulla Verità divina, ricevendone, al contempo, un riflesso che illumina tutta la realtà terrena.

Non dimentichiamo che l'uomo è icona di Dio, creatura a Sua immagine e somiglianza.

Spirito e Natura

Dall'Oasi *Armonia* nacque in seguito tutto il resto: l'Associazione Culturale *Armonia*, *Yogarmonia*.

Attualmente *Armonia* conta, tra aderenti e simpatizzanti, alcune migliaia di persone, che vanno aumentando sempre di più. L'Associazione è *una proposta di incontro tra Spirito e Natura*.

L'inquinamento non ha invaso soltanto terra, acqua, aria, etere, ma anche spiriti, menti, corpi. È inquinato il rapporto dell'uomo con il tutto e con la vita stessa. Oggi è pressante il bisogno di esperienza spirituale, di sentirsi amati dal Creatore e dal Creato. Quali che siano le cause di questa irrinunciabile necessità, essa è una realtà spontanea, un richiamo naturale in una creatura, e qualsiasi sentiero che sia in grado di ricondurla a Dio è di importanza vitale.

Un sentiero è *Yogarmonia*. Vi sono iscritte le persone più diverse, di tutte le età e professioni, di ogni estrazione sociale e culturale, di differenti nazionalità, ognuna con una sua propria spiritualità. C'è chi ha alle spalle una tradizione religiosa, ma c'è anche chi non ce l'ha. Ci sono persone di fede, e ci sono quelle con una fede tiepida o di nessuna fede.

Anche chi non crede in Dio, chi non ha fede è tuttavia alla ricerca di una possibile pace interiore. Trovarla è una condizione indispensabile a ogni creatura umana, credente o meno. È una necessità fondamentale che l'aiuta a vivere meglio, con se stessa e con l'ambiente che la circonda.

C'è gente passata attraverso tante esperienze di vita che un giorno ha sentito il bisogno di fermarsi e chiedersi verso quale direzione stesse andando. Partendo da poli opposti, chi da una vita ben riuscita, chi, al contrario, dal fallimento, tutti hanno incominciato a porsi domande che non si possono eludere. Che senso ha l'esistenza umana? A chi rivolgersi per trovare almeno una piccola risposta? Dove, come trovare pace, *shanti*?

Sul sentiero di *Yogarmonia* c'è chi si incammina sapendo già *a Chi* rivolgersi e nel silenzio della meditazione riesce a farlo in modo più ricco e gioioso. C'è chi ha scordato *a che cosa* o *a chi* rivolgersi, e nel proprio cuore trova la Via per *dove andare*. Ma c'è anche chi non sa proprio, oppure non sa più, *dove* rivolgersi, che cosa, chi cercare. Eppure... *trova* Qualcosa.

Insieme a tante persone, che operano oggi nel mondo, anche tutti noi di *Armonia* auspichiamo la nascita di una società migliore e cerchiamo di adoperarci per questo. L'ideale comune è che crescano generazioni che sappiano conservare non solo i valori fondamentali della vita e della persona, ma anche il rispetto per l'ambiente e la Natura.

Attività

L'Associazione *Armonia* ha numerose attività e iniziative.

Ormai anche lo spazio disponibile all'Oasi è spesso insufficiente. Siamo di nuovo costretti a chiedere ospitalità in locali comunali, in palestre private, oppure in palazzetti dello sport. Ma anche questi spazi stanno diventando sempre più stretti, perché... lievitiamo di continuo!

Oltre ai normali corsi di yoga e di meditazione profonda, *Armonia* organizza dei corsi particolari, dedicati, per esempio, all'istruzione di futuri "Insegnanti-animatori di yoga". Anche il CSI, il Centro Sportivo Italiano, la prestigiosa organizzazione cattolica con circa 700.000 iscritti, ha affidato a noi la preparazione dei suoi futuri insegnanti-animatori di yoga. Si tratta di un riconoscimento importantissimo e a livello nazionale della nostra serietà, ma più ancora di una conferma della bontà della disciplina yogica.

Alcuni corsi sono dedicati a portatori di handicap, a ragazzi Down, a disabili; a persone con seri e gravi problemi di salute, fisici o psicologici, oppure derivanti da terapie d'urto, tipo chemio, cobaltoterapia o simili; o con postumi da assunzione prolungata di farmaci, psicofarmaci, droghe, ecc. Altri sono dei *corsi mirati*: per coppie, per chi pratica sport, anche agonistico; oppure per i medici e i guaritori, per operatori di salute in generale, cioè per coloro che si dedicano a curare e a guarire il prossimo. Vengono organizzati in alcune carceri dei corsi per le guardie carcerarie e anche per i detenuti.

Si tengono tavole rotonde, incontri *interreligiosi*, convegni su diversi argomenti di spiritualità e di mistica. Si fanno conferenze, dibattiti su temi attuali che riguardano, per esempio, la medicina alternativa (omeopatia, fitoterapia, comunicazione terapeutica con le piante, erboristeria, aromaterapia, piramidoterapia, cromoterapia, riflessologia, *shiatsu*, ecc.).

Vi sono corsi per l'insegnamento di tecniche di creatività, arti e mestieri; inoltre corsi di vita pratica. Si organizzano mostre didattiche, ecologiche e culturali sull'ambiente, concerti di musica e danza etnica.

Tra i diversi scopi, *Armonia* ha anche quello di aiutare chi ha bisogni materiali. Ha fatto adozioni a distanza di bambini, sparsi in diversi Paesi. Ha fondato una *Banca del Mutuo Soccorso*, detta anche *del Tempo Libero*, il cui scopo è scambiare collaborazione, dare aiuto fisico e morale a persone ammalate, non autosufficienti, anziane, sole, ecc. Al nostro attivo abbiamo diverse pubblicazioni:

- *Dieci anni, mano nella mano, con Lui in armonia*, un libro bilingue (italiano, inglese), nato dalla collaborazione mia e di Paolo Renier, artista-poeta-fotografo.
- *La via dell'Armonia*, una ricerca di vita per essere nel mondo, ma non del mondo.
- *Abydos, origini riflesse*, elegante antologia di foto e riflessioni poetiche sull'origine dei tempi e sulla magnificenza di dei e faraoni.
- *Cuore a cuore*, una raccolta di scritti (dal 1995 al 1999) a carattere spirituale.

- *Yoga, la luce del respiro*, un manuale di tecniche, di esercizi e di insegnamenti per coloro che desiderano avvicinarsi a questa disciplina.
- *La natura e noi*, viaggio alla scoperta delle verità del mondo naturale.
- I CD *Luce del respiro*, *Dalla speranza alla pace* e altri.
- *In viaggio con Marioji e Grazia*, raccolta di esperienze dei lunghi anni di ricerca spirituale.
- *Icona: mistero e messaggio, arte e preghiera, immagine dell'invisibile, teologia della bellezza, finestra sull'eternità.*
- *Nella memoria, la sopravvivenza, per non dimenticare...*: piccola enciclopedia veneta, in due volumi.
- *Maestro-discepolo. L'alchimia di un incontro*, corredato da un CD di meditazioni e preghiere.
- *La Rosa Splendente, in cammino con Marioji.*
- *Tu sei Shiva*, in poesie e immagini l'animo umano, la sua eterna ricerca e la sua divina ascesa.
- *Il Soffio*, pubblicazione quadrimestrale dell'Associazione che affronta problematiche sociali e temi importanti sull'evoluzione dell'umanità e sul cammino individuale.

Il Congresso *Dalla Speranza alla Pace*

Nell'aprile del '95 abbiamo organizzato a Noale (Venezia) il Primo Congresso Mondiale di Meditazione e Preghiera, *Dalla Speranza alla Pace*. Con il patrocinio del Comune di Noale e l'appoggio del suo sindaco, Mario Bonaventura, sempre pronto a sostenerci in tante nostre iniziative, siamo riusciti a realizzarlo, nonostante le numerose difficoltà incontrate. Ma a esse siamo ormai abituati e quando ce le troviamo di fronte non ci fermiamo.

Vi hanno partecipato leader spirituali di tante confessioni religiose e di ogni continente: c'erano cattolici, ebrei, islamici, buddhisti, zen, induisti, cristiani orientali ed erano presenti italiani, indiani, tibetani, armeni, russi, turchi, greci, messicani, indios ecuadoriani. Insieme c'erano rabbini, bramini, sacerdoti, pastori, delegati speciali. Non mancavano insigni studiosi, scrittori ed educatori, e poi musici sufi, danzatori dervisci, cori armeni. Tutti insieme, senza bandiere, né barriere, per testimoniare gioiosamente l'unico Dio. Per tre giorni Noale, come una piccola Assisi, è diventata la microcapitale spirituale del mondo. Il palazzetto dello sport si è trasformato contemporaneamente in chiesa, tempio, moschea, pagoda, grotta, capanna...

dove il protagonista era Dio. Si pregava l'unico Dio, uno e vario, ma nel quale tutti, pur nella diversità, ci si riconosceva profondamente uniti. Nel Divino tutti ci si sentiva fratelli.

Il cardinale di Sarajevo, Vinko Puljic, impossibilitato a parteciparvi perché nella sua patria da quattro anni infuriava la guerra, ci scrisse un messaggio accorato che si concludeva con queste parole:

"...Vi scongiuro fratelli: non lasciateci soli!".

Rivedo con commozione una "distesa" di più di tremila persone, nel buio illuminato da centinaia di candeline.

Don Sergio Mercanzin, amico fraterno e nostro consulente ecclesiastico nazionale, ha letto un brano del Vangelo di Cristo, regalandoci un momento di altissima spiritualità.

In quei momenti, un dolcissimo flauto – il *nay* – suonato da un maestro derviscio venuto dalla santa città turca di Konya, accompagnava le parole di Gesù e le nostre emozioni. Momenti magici (o divini?) nei quali, come dice la Bibbia, speranza, pace, giustizia, amore si baciano.

Risento la voce di don Sergio quando, alla luce di una candela, ha scolpito in un silenzio davvero religioso le parole del Vangelo di quel giorno, prima domenica dopo Pasqua. Gesù appare la prima volta agli apostoli, senza Tommaso, e poi una seconda volta a tutti, compreso l'incredulo Tommaso. Le porte dove si trovano sono sprangate per paura delle rappresaglie dei giudei. Gli apostoli sono smarriti, il loro leader è morto. Cristo, con il suo corpo risorto e glorioso per sempre, oltrepassa le porte e saluta: "Pace a voi". Parole giuste quelle di Gesù, per gente spaventata, per apostoli ridotti a tanti don Abbondio! Da quelle parole inizia un riscatto, una presa di coscienza, nasce un coraggio e un eroismo che li porterà tutti al martirio.

E le parole del Vangelo, le parole di Cristo, tra le tante di quei giorni, hanno risuonato con un'originalità, una perennità, un'autorità uniche.

Un'altra iniziativa importante che la nostra Associazione ha organizzato, sempre al Palazzetto dello Sport di Noale, è stato l'*Incontro interreligioso in musica*, il 5 gennaio del '97, con artisti e gruppi di artisti provenienti da diverse parti del mondo. È stato un momento straordinario di musica, di danza, di balletto e insieme di meditazione e preghiera.

"La vita è l'arte dell'incontro"
(PROVERBIO BRASILIANO)

Nel 2000 il gruppo *Yogarmonia* è al Congresso Internazionale *Orationis Millenium* a L'Aquila, dove ho l'occasione di parlare di preghiera e dimostrare alcune tecniche di meditazione.

Il corpo di danza *Yogarmonia* si esibisce nel *sama*, il ballo sufi, la danza mistica dei Dervisci Roteanti.

Nel 2001 (16 settembre) viene inaugurata la nuova Oasi Armonia a Rustega di Camposampiero. È una grande meta raggiunta grazie all'impegno di tante persone di buone volontà.

Nel 2002 abbiamo organizzato il Congresso Internazionale di meditazione e preghiera *Dalla Speranza alla Pace* a Noale.

Intervengono numerose personalità politiche e religiose dei cinque continenti.

Con l'olio proveniente da vari paesi abbiamo acceso una lampada, che arde costantemente nel Municipio di Noale, a ricordare la comunione tra i popoli e la pace nel mondo.

Nel 2004, importante viaggio in Egitto.

Con un folto gruppo di persone siamo andati alla scoperta dell'antica civiltà che ancora sa trasmettere all'uomo il valore del sacro.

In settembre, abbiamo promosso un *Corso di Iconografia e spiritualità cristiano-orientale*, tenuto dal maestro iconografo Stefano Armakolas, presso la sede Oasi Armonia di Rustega di Camposampiero (Padova), in collaborazione con il Centro Russia Ecumenica di Roma.

Il 3 ottobre inauguriamo una *Mostra Naturalistica Ambientale permanente*, tra il verde dell'Oasi Armonia (con il patrocinio della Regione Veneto, della Provincia di Venezia e di Padova, dei Comuni di Noale e di Camposampiero), dove si possono osservare volatili, pesci e altri animali nel loro ambiente e, seguendo un itinerario naturalistico, gli amanti della natura possono approfondire la conoscenza di una piccola ma importante parte di flora e fauna del territorio veneto.

Per tutto il 2005 accogliamo numerose scolaresche presso la Mostra permanente a Rustega, per guidarle nella visita dell'Oasi e della Mostra, concludendo con esercizi e semplici tecniche di yoga.

Nello stesso anno, mi reco per due mesi in India nei luoghi colpiti dallo tsunami, dove porto un aiuto concreto, raccolto da parte dell'Associazione *Armonia*.

Nel 2006 due sono i momenti importanti del nostro lavoro di tessitori della pace.

Il primo è un incontro internazionale di pace che si svolge l'11 giugno, presso il Teatro Romano di Verona.

Il secondo, il 23 luglio, a Casarano (Lecce): una commossa commemorazione di Daniela e Paola Bastianutti, due ragazze vittime del terrorismo.

Sono due momenti intensi che si concludono col *sama*, la danza mistica sufi, nella quale si esibiscono i Dervisci Roteanti di *Yogarmonia*.

Altri appuntamenti nel 2007. Il 30 giugno, a Firenze, partecipazione di *Yogarmonia* all'Incontro Interreligioso *Una Mente in Pace* e il 14 luglio il Congresso Internazionale *La Pace tra due mondi, dalla Speranza alla Pace*, da noi organizzato a Venezia, presso il PalaGalileo (con i patrocini: Venice Convention, Regione Veneto, Provincia di Padova, Università Ca' Foscari di Venezia, Comune di Venezia, Comune di Padova, di Noale e di Camposampiero). L'evento riunisce varie personalità internazionali, sensibili ai temi del dialogo interreligioso e della pace nel mondo.

In questa cornice presentiamo al pubblico un nostro nuovo libro, una piccola enciclopedia veneta, dal titolo *Nella memoria, la sopravvivenza, per non dimenticare...*: due volumi che attingono dal ricchissimo patrimonio veneto insegnamenti, rimedi, usi, costumi, ricette, proverbi, poesie, filastrocche, preghiere e altro ancora.

Nella primavera del 2009 *La Rosa Splendente*, l'Eremo di Schievenin, sulle montagne venete, viene aperto alla meditazione, alla preghiera, al silenzio e alla conoscenza di sé.

Per tre giorni alla settimana coloro che lo desiderano possono sperimentare la via del cuore: vivere in armonia con se stessi e con la creazione tutta.

L'anno si conclude, pochi giorni prima di Natale, con la "Serata per la pace momento di dialogo interreligioso, cui fa seguito la danza mistica, il *sama*.

Lo stesso appuntamento si ripete alla fine del 2010.

La musica

A *Yogarmonia* abbiamo sempre dato estrema importanza sia all'esercizio fisico che alla musica, abbiamo sperimentato l'efficacia dell'uno e dell'altra. Con l'arte della ginnastica e le vibrazioni della musica, corpo e spirito ritrovano più facilmente la loro armonia, l'individuo può mantenersi sano e svilupparsi in equilibrio.

Le vibrazioni dei suoni agiscono sul cervello e lo stimolano, come quelle degli odori. La musica, i canti, i canti sacri, i mantra, i *canti di potere* con le loro vibrazioni hanno sull'uomo, sulla materia e su tutto grande influenza.

La buona musica, passando attraverso i canali del cuore, scuote, evoca, ricorda, riconduce. Il suono è importante per la purificazione del cuore. Il vibrare di tutti i canti sacri, dei *mantra* orientali, è un mezzo potente per far incontrare l'uomo e Dio. Ogni popolo della Terra ha fatto tesoro del suono come mezzo di collegamento tra umano e divino, tutte le genti hanno i propri *canti di potere.*

Quasi tutta la musica pulisce la dimensione di angoscia e di tensione interiore; essa viene percepita e si sente soprattutto con il cuore e non solo con l'udito.

Le onde sonore hanno sull'uomo, come pure su ogni cosa, sugli animali, sulle piante, delle influenze complesse, impatti differenti, che dipendono dalle loro caratteristiche. Nel mondo, così come esistono tante scienze e conoscenze, esiste anche una scienza, un sapere del suono. Si sa che suono e musica costituiscono terapia per spirito e corpo, i quali sono indissolubilmente uniti in un legame inseparabile. Attraverso il suono positivo, tutto acquisisce armonia, equilibrio, pacificazione emotiva e interiore, *guarigione*. Anche la buona musica serve quindi a riportare in salute anima, spirito e corpo.

Com'è possibile educare il corpo attraverso la ginnastica, così è possibile educare l'anima attraverso la musica.

La danza

Noi occidentali, quando rivolgiamo il pensiero al Divino, tendiamo a estraniarci dal corpo, quasi non fosse degno del contatto con Lui. Di fronte al Signore facciamo al massimo qualche genuflessione, un veloce segno della croce, e via. Il corpo rimane sempre lì, rigido, quasi che Dio fosse un generale anziché Padre, Madre, Amico, Gioia, Tenerezza, Amore... Dovremmo invece imparare, come tante genti sanno fare, a prendere intimo contatto con il Divino anche attraverso gesti corporali, oltre che con parole e pensiero, coscienza e spirito.

L'uomo ha una naturale disposizione per musica e danza, attraverso le quali gli è possibile esprimere emozioni e sentimenti. L'unione mistica con Dio può avvenire non solo mediante l'ascesi, ma anche attraverso la danza, poiché i movimenti del corpo sono in grado di esprimere la gioia del cuore per ringraziare, lodare e pregare il Divino.

La Bibbia racconta che attraverso la danza le genti elevavano lode a Dio. Davide esprime la sua gioia danzando davanti all'arca del Signore, simbolo della presenza di Dio tra il Suo popolo. Si danza, nelle cerimonie del Tempio, in occasioni gioiose come matrimoni, banchetti, vendemmia, vittorie conseguite, ritorno di persone care, feste sacre.

Nel vortice della danza mistica l'uomo è tramite gioioso tra l'energia del Cielo e della Terra.

Anche Gesù accennò una volta alla danza:

"...A chi paragonerò gli uomini di questa generazione?... Sono simili a quei bambini... che gridano agli altri: 'Vi abbiamo suonato il flauto e non avete danzato...'"[73].

La spiritualità dev'essere gioiosa. La danza mistica è una forma di preghiera piena di energia, come il pregare è una danza. Danzando, il corpo dell'uomo – che anche nella sua fisicità è *icona di Dio, di Cristo* – può offrire al Signore tutti quei sentimenti ed emozioni che sente vibrare per Lui.

Presso innumerevoli popoli e culture il movimento del corpo, i gesti, le danze costituiscono parte integrante delle sacre celebrazioni e dei riti. Si danza per ogni cosa, il danzatore sacro diviene maestro spirituale e questo non solo nell'antichità, ma ancora oggi.

Nel 1994, nella basilica di San Pietro a Roma, alcune suore africane, durante la Messa che concludeva il Sinodo africano, hanno danzato alla presenza di papa Giovanni Paolo II.

Il vescovo di Avignone ha affidato a una grande artista della danza classica, Caterine Golovine, la missione di "sviluppare il senso della bellezza nella liturgia e nell'arte della danza".

A Bellinzona un frate cappuccino, padre Callisto Caldelari, ha introdotto la danza nella liturgia: la Messa da lui celebrata viene infatti accompagnata da danze sacre.

In India un giovane gesuita, padre George Shaju, e un verbita, padre Francis Barboza, entrambi danzatori, attraverso la danza tradizionale indiana predicano e portano Cristo e il Suo Vangelo tra la gente di ogni casta e religione[74].

È vitale che ciascun uomo riesca a trovare l'armonia con la sua interiorità e la sua esteriorità: il corpo deve essere spiritualizzato e

[73] Luca 7,31-32.

[74] Cfr. P. Villoresi, "A Messa sulle punte. E pregare è una danza", in *Avvenire*, 3 dicembre 1996.

la spiritualità incarnata, solo così è possibile raggiungere l'equilibrio nell'essere uomo, creatura divina.

Attraverso la danza mistica si possono avere esperienze mistiche simili a quelle che si hanno in meditazione profonda, in *samadhi*, né più né meno. È possibile raggiungere stati di supercoscienza, poiché essa è una meditazione attiva e mentre si danza si è profondamente concentrati.

Da anni ho voluto introdurre a *Yogarmonia* la danza mistica. Sono numerose le persone che grazie a essa hanno fatto grandi progressi spirituali. Danziamo in onore del Signore il *sama*[75] estatico, la danza vertiginosa dei *folli di Dio* – come vengono detti i Dervisci Mevlevi[76]. Come i mantra, anche la musica del *sama*, che accompagna l'estasi dei Dervisci Roteanti, ha origini lontane.

I Dervisci Roteanti, quando danzano il *sama* estatico e quando nello *zikr*[77] ripetono il Nome Sacro, hanno un'esperienza totale di avvicinamento a Dio.

"Simile a onde turbinanti sulla mia testa, Tu volteggi in questa danza sacra. Allora danza, o cuore, come un mulinello. Ardi in questa fiamma. Egli non è forse candela?"[78].

La danza dei Dervisci Roteanti

Derviscio vuol dire *povero*. È l'uomo povero, perché caduto nella prigione terrena. Povera è la sua anima: distaccandosi da Dio ha perduto il suo tesoro, l'Amato, tutto quanto essa possedeva. Ma le è rimasto un bene prezioso: la virtù del canto e del suono, il suo lamento. Le è rimasta una voce, che è sublime preghiera al Divino, nel Suo *ricordo* (*zikr*). Al Derviscio, come unico tesoro, non resta che il dono del canto, del suono, della danza.

"*Kulluna fuqara, illa-llah = siamo tutti poveri, tranne Dio*", salmodiano i musulmani Mevlevi.

La danza folle e vertiginosa è il bene prezioso e magico che è rimasto al Derviscio, al *povero*, al *folle di Dio*.

[75] *Sama* o *sema*, un vero e proprio ufficio liturgico dell'Islam, una partecipazione mistica attraverso danza e suono.

[76] Da Mevleviyya, la Confraternita sufi fondata nella città santa di Konya, in Turchia, da Maulânâ Jalâl Ud Dîn Rûmi, intorno al XIII secolo.

[77] Letteralmente: *ripetizione*.

[78] Maulânâ Jalâl Ud Dîn Rûmi, in: Reshad T. Feild, *Sufi: oltre l'ultima barriera*, Edizioni Àrista, Torino 1992, p. 159.

La sopravveste scura che egli indossa è simbolo del basso e oscuro mondo in cui l'anima è prigioniera, è simbolo della tomba.

La sua veste candida è simbolo di purezza, nel senso di adattabilità totale, di resa a Dio. È candida come i bianchi aironi migranti verso la patria lontana.

L'alto copricapo a cilindro, che l'iniziato ha in testa, simboleggia la pietra tombale che egli pone sopra tutte le sue passioni terrene.

I danzatori roteano a cerchio, affinché in questo modo la Luce di Dio discenda sulla Terra. La Luce passa lungo il canale della mano destra e, attraverso il cuore, si trasmette al mondo tramite la mano sinistra, dall'Alto verso il basso.

La mano destra è aperta a coppa, verso il Cielo: è la coppa del cuore, che accoglie la Grazia divina. La sinistra, aperta verso la Terra, trasmette e comunica il divino influsso al mondo corruttibile di noi poveri, mortali.

Dice Maulânâ Rûmi in una sua poesia:

"Come gli atomi danzano... gli atomi dell'aria e del deserto... le anime perse nell'estasi danzano... Ogni atomo, felice o miserabile, è folle di quel Sole di cui nulla si può dire".

La danza dei Dervisci Roteanti si svolge a cerchio. I maestri sufi considerano e raffigurano il Cosmo come un'entità sferica: Dio è il punto centrale, immobile, attorno al quale ruotano i pianeti e ruota tutto ciò che è altro da Lui, tutti gli esseri possibili.

Il cerchio della gonna di colui che danza, che come corolla roteando si dischiude, è la sfera del cosmo.

Il danzatore gira senza posa, sul perno di un piede, che non si stacca mai da terra, quasi vi fosse inchiodato.

Il Corano dice: "Resta fieramente eretto in questo mondo, ma inchiodati in quello successivo". Chi danza deve diventare il punto d'equilibrio tra questo mondo e quello a venire.

Quando il danzatore ruota, anche il Cosmo danzerà, canterà, suonerà con lui.

I suoni sensibili, salmodiati e cantati nel *sama* dei Dervisci Mevlevi, sono i simboli del suono ineffabile, che solo l'udito spirituale è in grado di percepire: è il suono del *fiat* creatore (*kaf* e *nun*, KN, *kun*, nel Corano queste due lettere formano l'imperativo della creazione), della vibrazione primordiale OM, che proviene dalla profondità insondabile dell'Essere.

Il flauto, il *nay*, al cui suono si svolge questa danza, è una lunga canna, che emette all'infinito il suo ipnotico lamento. La canna simboleggia il fragile involucro del corpo, che il soffio vitale dello Spirito fa vibrare. Il flauto è l'anima dell'uomo, strappata alle sue origini divine, esiliata sulla terra, spogliata del suo celeste splendore, che vibra per la nostalgia del "canneto" del Paradiso, della Patria Armonia. Caduta nell'oscurità del basso mondo, essa è povera, smarrita, ma canta. Come un bimbo impaurito, che nel buio canta per infondersi coraggio. All'inizio, la voce del *nay* è malinconica, vibra esitante, alla fine diventa gioiosa e travolgente.

I tamburi che vibrano, *rombo di tuono*, sottolineano il ritmo eterno del Cosmo, di ogni cosa e della vita. Il loro suono è simile a una ritmica onda che si frange e si ritira, in un perpetuo moto di espansione e di contrazione.

Lo *zikr*

Zikr (*dhikr dhakir*) in arabo vuol dire ricordo, reminiscenza.

Con la sua cantilena travolgente (lo *zikr* ripetuto all'infinito), il Derviscio-povero *ricorda*[79] Dio ogni giorno.

Lo *zikr* è attivo e passivo. È il frutto del desiderio che spinge l'amante verso l'Amato e, al tempo stesso, è il dono, la grazia concessa al fedele da Dio.

Mentre canta e *ricorda*, il Derviscio rotea e s'avvolge nei giri infiniti di un'eterna spirale che trascina e incanta, sino allo stordimento dei sensi e al rapimento dell'anima.

Alla Verità è possibile accedere solo se si è *desti*, se si vive in uno stato permanente di *ri-cor-do*.

Tutte le preghiere ripetute, lo *zikr*, la preghiera continua del cuore, le giaculatorie, il rosario, i mantra, hanno lo stesso scopo: *ri-cor-dare*, ricordare Dio. E hanno la medesima modalità: tutte vanno praticate col cuore, e non semplicemente ripetute con la gola e con la mente!

Lo *zikr* viene ripetuto, scandendo il tempo con il dondolare avanti e indietro del corpo, muovendo a ritmo il capo: un movimento da destra a sinistra e poi verso il cuore. La voce proviene dalla gola, ma allo stesso tempo è *reminiscenza lontana*.

Nello *zikr* si è un tutt'uno con il suo suono. Le parole ripetute "affondano" Dio nel nostro cuore. Inspirando ed espirando il nome di Dio, l'aria si comprime dentro ai polmoni, si espande sino a inondare il cuore, per poi diffondersi nel Cosmo.

[79] Il verbo *ricordare*, dal latino, *recordari* e da *cor*, *cordis*, cuore. Il cuore era per molti popoli antichi la sede della memoria. Il significato di *ri-cor-dare* è anche: *ri-dare-il cuore*, *ridare la memoria del cuore a...*, in questo caso a Dio.

"Invoca Allah nel cuore, in un segreto che non colgano le creature, senza lettere e senza voce! Questo *zikr* è il migliore di tutti gli incantamenti, e proprio da lui viene la gloria degli uomini spirituali"[80].

La voce profonda del Derviscio si scioglie nella professione di fede:

"*La illaha illa 'llah 'Hu* = non esiste altro dio all'infuori di Colui che è Dio".

Nella ripetizione dello *zikr*, il danzatore-devoto raggiungerà stati di coscienza via via più alti e potrà essergli concesso di fondersi totalmente nell'Amato.

Mantra, canto di potere. Il mantra segreto, *gurumantra*

Mantra, dal sanscrito, significa *strumento del pensiero*. Il mantra vero e proprio è la ripetizione di una sillaba o di una sequenza di sillabe, di una parola o di un insieme di parole.

La parola ha potere. Lo Spirito Creatore, secondo molte Scritture e credenze, al momento della creazione *cantò* la Parola Vibratoria (*Fiat*, *Aum*, *Om*, *Hum*, *Amen*, *Amin...*).

Il mantra è *canto di potere*. Le parole che lo compongono hanno come primo destinatario "Dio". Un mantra può essere parola o musica, recitazione o canto, frasi o suoni, che sono tutti carichi di potenzialità vibratoria e che danno espressione a certe forze cosmiche, a certi aspetti del Divino, che *esprimono il Divino*. Mantra è Nome di Dio. Realizzare il Mantra in Sé è realizzare il Nome Supremo, diventare un tutt'uno con l'Uno.

Ogni mantra, con il suo ritmo e con le sue vibrazioni, non solo ha un valore spirituale, ma anche potere sui vari piani dell'essere, compreso quello fisico. Influisce in modo ben preciso – e mirato – sulla totalità della persona e in particolar modo sulla mente. Per le loro particolari vibrazioni sonore, i mantra hanno capacità di *fermare la mente*. E questo è importante perché, se non si riesce a bloccarla, è impossibile acquisire potere personale. Nello yoga è indispensabile *lasciarsi andare* al suono del mantra. Ogni religione ha i suoi "mantra".

[80] Eva de Vitray-Meyerovitch, *I mistici dell'Islam*, Tèa Edizioni, Milano 1996, p. 170.

Lungo il cammino spirituale dello yoga si riceve il *gurumantra*, personale, riservato e segreto, dato dal maestro al *chela* (discepolo). Quel mantra sarà il suo... codice segreto.

L'Apocalisse, l'ultimo e il più misterioso libro della Bibbia, dice: "Al vincitore darò la manna nascosta e una pietruzza bianca sulla quale sta scritto un nome segreto che nessuno conosce, all'infuori di chi lo riceve"[81].

La manna è il cibo degli eletti. La pietruzza è come una tessera di riconoscimento data loro. Il nome segreto è l'iniziazione originale, per noi cristiani il Battesimo.

E questo, io battezzato, che ho quasi sempre a che fare con battezzati, non lo dimentico mai, e non lo lascio dimenticare mai.

Nella meditazione il mantra porterà l'orante ricercatore a una dimensione oltre il corpo, i sensi, la mente, i sentimenti. Esso ha un potere profondo per il figlio che vuole trovare il Padre, che cerca la Sua Casa: il mantra diviene filo conduttore, il... filo di Arianna, che lo riconduce a Lui.

Se si vuole che il mantra funzioni, lo si deve sentire prima di tutto *proprio*. Perciò il maestro-*guru*, nel donare il *gurumantra*, tiene sempre conto dei vari aspetti della vita del *chela*; può dargli un mantra orientale come occidentale. Se il discepolo non comprende il mantra che gli è stato dato, se non lo sente vibrare con le sue vibrazioni, se non lo sente *suo*, se non vibra con lui, è bene chiedere alla guida-maestro di sostituirglielo con un altro, più congeniale a lui e al suo modo di essere.

Ma la cosa più importante è che non ci si fissi su niente, e nemmeno sul mantra, in modo bigotto!

Ai miei discepoli ripeto, e fino alla noia: "Quello che conta è trovare una preghiera-mantra che corrisponda alle personali *corde spirituali*. A Dio interessa il sentimento, il cuore. Le forme e i modi fanno parte della mente!".

Il mantra sarà per ciascuno il *segreto* della propria vita spirituale; nessuno, nemmeno la persona più cara, lo conosce. Il mantra accompagnerà l'uomo anche dopo la morte, perché egli possa scegliere la Luce Vera e gli sia possibile liberarsi nell'Amore.

Tutto ciò che è vita è ritmo, è vibrazione, è musica, e senza questi non c'è vita! Il ritmo più personale e intimo è quello del proprio respiro, del battito del cuore ed è a questa vibrazione personale, anch'essa

[81] Apocalisse 2,17.

unica e irripetibile, che si deve abbinare il ritmo-vibrazione del *guru-mantra*, del Nome Supremo, della preghiera continua del cuore.

Nel momento in cui avremo trovato il *Nostro Mantra*, il Nome Supremo, *conosciamo*, sperimentiamo l'Essenza.

Conoscere il segreto del nome vuol dire conoscere l'essenza che esso esprime. *Porre un nome* significa *conoscere* passato, presente, futuro dell'essenza di *quel* nome[82]. Nel caso del Nome di Dio, significa conoscere l'essenza di Dio.

Il *segreto del mantra* sta tutto nel *segreto del Nome*!

In un versetto della Bhagavad Gita, il Signore, sotto forma di Krishna, dice:

"Io sono l'OM in tutti i Veda, il suono nell'etere..."[83].

Poiché anche la natura è un'oggettivazione di OM, il Suono primordiale o Parola Vibratoria, l'uomo può ottenere il controllo su tutte le manifestazioni naturali attraverso l'uso di alcuni mantra o canti, cioè attraverso la sua preghiera.

Il *suono-incantesimo* (basti ricordare il *canto di potere* degli indiani d'America) conferisce all'uomo potere sulla natura di *tutte* le cose.

Il mantra segreto può anche essere definito una musica divina prodotta dal nostro essere più intimo, capace di coprire tutti i rumori della vita, di farci rimanere in sintonia e vibrare soltanto con nostro Signore. Il mantra deve accompagnare il nostro tempo, la veglia, il sonno, come un sottofondo musicale perenne ed eterno.

La continua ripetizione del Nome di Dio – la preghiera continua del cuore – è profondamente radicata nella tradizione cristiana. Nel libro *Racconti di un pellegrino russo*, il maestro dice:

"Bisogna pregare senza posa, sempre, in ogni occasione, in ogni luogo, non solo durante il lavoro quotidiano, non solo quando si è svegli, ma anche nel sonno: come dice il *Cantico dei Cantici*, 'io dormo, ma il mio cuore è desto'"[84].

L'OM è la prima vibrazione del Creato. Il mantra più profondo è quindi il fonema OM, la base di tutti i suoni, la Parola sacra universale.

OM è il mantra radice di tutti i mantra ed è il più potente. È la "Parola", vibrazione cosmica primigenia o "Verbo" della Bibbia:

[82] San Pietro originariamente si chiamava *Simone*. Gesù gli impose il nome di *Cefa*, che vuol dire *pietra*, *Pietro*. Gesù conosceva il *segreto del nome*, conosceva il futuro, la missione di *quel* nome, la sua essenza: "Tu sei *Pietro*, e su questa *pietra* edificherò la mia Chiesa..." (Matteo 16,18).

[83] Bhagavad Gita VII,8

[84] Cantico dei Cantici 5,2.

"In principio era il Verbo, e il Verbo era presso Dio e il Verbo era Dio. Il Verbo era in principio presso Dio: tutto è stato fatto per mezzo del Verbo, e senza il Verbo niente è stato fatto di tutto ciò che esiste. Nel Verbo era la vita e la vita era la luce degli uomini... E il Verbo si fece carne e venne ad abitare in mezzo a noi"[85].

L'*Om*, l'*Aum* dei Veda, è l'*Amen* degli ebrei e dei cristiani, l'*Hum* dei tibetani, l'*Amin* dei musulmani.

Nella Mundaka Upanishad (o Mantra Upanishad) è scritto:

"La sillaba *Om* è l'arco, l'Atman è la freccia, il Brahman è il bersaglio".

La preghiera

Un anziano capo spirituale nativo americano, *Faccia Bianca*, della tribù Oglala Lakota ha scritto:

"Ogni passo che fate su questa terra dovrebbe essere una preghiera... E se ogni passo fatto sulla terra sarà una preghiera, allora voi progredirete costantemente nel rispetto del sacro. Allora il vostro passo sarà sacro"[86].

E un altro, Capo Frank, uomo sacro degli indiani Sioux Teton Lakota:

"Nelle mie preghiere e nei miei discorsi, io non chiedo sempre le cose che mi auguro, perché nessun uomo può pretendere di conoscere ciò che è meglio per l'umanità. Solamente Wakan Tanka, il Grande Spirito, e mio Nonno sanno ciò che è meglio... Io mi sottometto sempre alla volontà di Wakan Tanka. Non è facile e la maggior parte della gente pensa che sia impossibile. Ma io ho visto il potere della preghiera e ho visto compiersi la volontà di Dio. Quindi io prego sempre che Dio mi conceda la saggezza di accettare il Suo modo di fare le cose"[87].

Molti pensano che il solo fatto di appartenere a una Chiesa o a un credo, oppure di essere molto religiosi – nel senso di seguire tutte le pratiche religiose comandate – sia sufficiente per raggiungere Dio. Per essere certi di... colpire Dio, è necessario invece avere la stessa fede che ha un bambino. Il bambino sa istintivamente che Dio è *buono* e che è *potente*.

[85] Giovanni 1,1-4 e 14.
[86] Indiani d'America, *Il Grande Spirito parla al nostro cuore*, cit., p. 62.
[87] Ivi, p. 63.

Uno psicanalista francese, diventato sacerdote, raccontava che da bambino osservava tutte le sere sua madre e suo padre mentre pregavano: la madre lavando i piatti, il padre mettendosi in ginocchio.

Il bambino pensava: "Quanto deve essere buono Dio, se la mamma gli parla mentre lava i piatti! Quanto deve essere potente, se papà si mette in ginocchio!".

I Greci hanno chiamato la preghiera "respiro dello spirito", "barometro della vita spirituale". Essa è un'infinità di cose, è anche armonia fra un Padre e i Suoi figli. Nella preghiera vibrano tutti i nostri sentimenti filiali: abbandono, fiducia, tenerezza, attesa, audacia, amore...

In *Yogarmonia* si impara a pregare in tanti modi, in tante forme, in tanti stili. La preghiera diventa naturale, varia, bella e facile.

Non dobbiamo pregare mai da mendicanti, ma sempre da figli di Dio.

"Un mendicante che si presenta a una casa di ricchi e chiede l'elemosina riceve un'elemosina da mendicante; ma il figlio può ricevere qualsiasi bene chieda al padre ricco. Perciò non dobbiamo comportarci come mendicanti... Può darsi che le vostre preghiere non abbiano ricevuto risposta perché avete scelto di essere un mendicante. È pure necessario che voi sappiate cosa avete il diritto di chiedere al vostro Padre Celeste. Anche se pregherete con tutto il cuore e con tutte le vostre forze di possedere la terra, la vostra preghiera non verrà esaudita, perché tutte le preghiere connesse con la vita materiale sono limitate, per forza di cose. Dio non infrangerà le Sue leggi per soddisfare dei capricci. Ma c'è un giusto modo di pregare... Il segreto della preghiera efficace è quello di mutare il vostro stato: da mendicante dovete diventare figlio di Dio"[88].

[88] Paramahansa Yogananda, *L'eterna ricerca dell'uomo*, cit., p. 49.

5. Mistica e sorriso

"Dio è Dio, e io sono... un somaro!"

La mistica da sempre viene considerata con sospetto dalle religioni organizzate, non escluso il Cristianesimo e spesso ha trovato, e trova, resistenza. I capi religiosi temono che, anche se non intenzionalmente, possa compromettere la loro autorità, poiché non ha regole ben stabilite e può sfuggire al controllo.

Tanti mistici della storia sono stati perseguitati, derisi, ridotti al silenzio, isolati, condannati, persino martirizzati e messi al rogo, tacciati d'impostura e stregoneria, a seconda dei tempi. Molti poi, ma solo dopo morti e quando non costituivano più una mina vagante, sono stati additati ai fedeli, beatificati e santificati quali luminosi esempi.

In Oriente il mistico viene considerato modello da seguire. In Occidente è guardato sempre con diffidenza e sospetto.

Anch'io mistico, nel mio piccolo, vengo visto con sospetto e diffidenza.

Mistico non è un uomo che sa tutto di Dio, nel senso che legge e studia un'infinità di libri che trattano di Lui, scritti da altri uomini.

Oppure che si genuflette di continuo e magari anche si flagella o è bigotto, oppure segue e s'invaghisce di maestri.

Studiare sui libri è utile e necessario, ma ciò che vi si trova sono esperienze altrui, e le esperienze degli altri non servono se manca quella propria, personale. La sapienza la dobbiamo attingere direttamente dallo Spirito, con la semplicità di un bambino e senza star lì a porci tanti perché.

Su Dio è molto meglio ritenersi completamente ignoranti.

Un mio amico sacerdote tiene sulla sua scrivania davanti a sé un asinello di ceramica che gli ha ispirato questo... mantra-preghiera del cuore:

"Dio è Dio, e io sono un somaro!".

Non si conosce niente se si pensa di conoscere.

Maulânâ Rûmi diceva:

"Questa conoscenza si trasmette da anima ad anima e non attraverso i libri e le parole. Quando la conoscenza dei misteri succede al vuoto della mente, si ha l'illuminazione del cuore"[89].

Essere mistici è entrare in intimità con Dio, prenderne piena conoscenza.

Rûmi diceva:

"Gesù è dentro di voi, cercate il suo aiuto!"[90].

E sant'Agostino così si rivolgeva a Dio:

"Sei più intimo della mia intimità e più sommo della mia sommità"[91].

Sant'Ireneo dello Spirito Santo in noi diceva:

"Anima della nostra anima"[92].

San Serafino di Sarov, personaggio dell'ortodossia russa, così definiva Dio:

"Dio è fuoco che riscalda il cuore e le viscere"[93].

Nel Corano sta scritto:

"Allah è a noi più vicino della nostra stessa vena giugulare".

Non è facile essere un mistico e un *guru* in Occidente

Oggi nell'Occidente cristiano il primo gradino dello yoga, lo Hatha Yoga, viene considerato un'ottima e salutare ginnastica per il benessere fisico, che fa sentir bene anche spiritualmente, perciò a tutti viene consigliato di *fare* yoga. Quando però si tratta di praticare lo yoga tradizionale che mira alla liberazione e all'unione con Dio, allora iniziano i problemi.

Nonostante i molti libri sul rapporto tra yoga e Cristianesimo, scritti anche da religiosi, e altre innumerevoli informazioni che ovunque si trovano e sono alla portata di tutti, una gran parte del mondo cristiano vede nello yoga solamente una via mistica orientale, "aliena" e pericolosa, sconsigliabile!

E tanto più se a insegnare yoga è un maestro laico, uno al di fuori degli *ordines*.

[89] Reshad T. Feild, *Sufi: oltre l'ultima barriera*, cit., p. 61.

[90] Idries Shah, *I Sufi*, cit., p. 118.

[91] S. Agostino, *Le confessioni* 3, 6, 11.

[92] Sant'Ireneo. Cfr. Tomás Spidlík, *Conosci lo Spirito?*, cit., p. 14.

[93] AA.VV., *L'intelligenza spirituale del sentimento*, Edizioni Lipa, Roma 1994, p. 35.

Lo yoga è una delle vie mistiche più importanti e complete. E la mistica degli altri non solo può arricchire la nostra, ma può anche darle uno scossone, un vigore completamente nuovo. Inoltre, non è detto che se un individuo è attratto dalla spiritualità orientale debba necessariamente lasciare la fede cattolica. Di certo, anche noi cristiani possiamo trarre profitto dalle tecniche yogiche, e senza lasciarci confondere o dover abbandonare nulla delle nostre radici.

Sono stati i papi Paolo VI e Giovanni Paolo II a proporre un arricchimento reciproco tra Occidente e Oriente. I loro numerosi incontri con capi religiosi orientali hanno anche contribuito ad aprire un varco a uno yoga adatto ai cristiani. E uno yoga per i cristiani può esistere, e già esiste. Attualmente sono parecchi in Occidente gli uomini di Dio, tra cui diversi religiosi, che sono degli illuminati maestri di yoga e di meditazione profonda.

Uno dei più conosciuti è padre Jean-Marie Déchanet, monaco benedettino francese, il quale da anni sostiene che particolari tecniche dello yoga possono avere un ruolo molto importante nella vita cristiana. E padre Déchanet sullo yoga ha scritto numerosi libri, tra cui *Yoga per i cristiani*[94] e *Yoga cristiano in 10 lezioni*[95].

Un altro maestro spirituale molto noto è il gesuita spagnolo Mariano Ballester, che vive in Italia. Padre Ballester da tempo naviga in questo campo, conosce tutte le discipline della spiritualità orientale e le pratica, ne scrive libri, ne parla in conferenze e tiene corsi molto frequentati di meditazione profonda.

Ho avuto il privilegio che fosse proprio padre Ballester a introdurre il primo ciclo di incontri *Yogarmonia* che, all'inizio del '94, ho tenuto a Roma presso il *Centro Russia Ecumenica*.

Io, maestro di uno yoga per i cristiani, *Yogarmonia*, che sacerdote non sono, che sono un mistico al di fuori degli *ordines*, da certi ambienti clericali vengo del tutto ignorato, spesso anche avversato. Oppure mi considerano *uno che vuol fare il guru orientale*. Pazienza. Non vado in cerca di sostegni a tutti i costi. Mi è sufficiente sentirmi sostenuto da Dio e proseguo per la mia strada. La compagnia del mio Creatore è per me la più importante.

Ci sono tuttavia dei sacerdoti che mi conoscono bene e da lungo tempo, che mi seguono e mi appoggiano. A loro devo gratitudine. Ne nomino alcuni:

[94] Jean-Marie Déchanet, *Yoga per i cristiani*, Edizioni San Paolo, Milano 1987.

[95] Jean-Marie Déchanet, *Yoga cristiano in 10 lezioni*, Edizioni ElleDiCi, Torino 1981.

- Don Igino Cardin, quando era direttore dell'Istituto Dolomiti *San Pio X*, di Borca di Cadore, per molti anni ha accolto nel suo Istituto, ai primi di giugno, me e tutta la famiglia di *Yogarmonia*, in occasione della chiusura annuale dei corsi di yoga. Non solo ci ospitava amorevolmente, ma partecipava ai nostri incontri.
- Don Giovanni Tarcisio Ballan, amico prezioso, prete operaio, per tanti anni ha seguito il nostro gruppo con passione e partecipazione. Con generosità ci ha dato e con grande umiltà ha ricevuto.
- Don Sergio Mercanzin, fondatore e direttore del *Centro Russia Ecumenica* di Roma, amico, fedele compagno di tante battaglie, è come un *angelo custode*.
- Padre Giuseppe De Gennaro, gesuita, docente di *Storia della cultura e letteratura mistica spagnola* presso l'Università dell'Aquila e la LUMSA di Roma, cultore e insegnante di yoga, è un maestro prezioso e un amico cordiale di *Yogarmonia*.

Questi amici sacerdoti me ne fanno ricordare un altro, don Antonio Mistrorigo, che a Noale negli anni '80 mise a disposizione di *Yogarmonia* la sala dell'oratorio parrocchiale e che ci è stato sempre affettuosamente vicino.

Per ogni cosa c'è il suo momento, il suo tempo...

Spesso vengo *accusato* – e giustamente! – di suscitare l'allegria in chi mi ascolta durante *Yogarmonia*, e proprio in momenti in cui, secondo l'opinione comune, si dovrebbe stare particolarmente seri. Devo ammetterlo, uno dei miei "vizi" è quello di saper sorridere di me e della vita. Mi è sempre piaciuto farlo, mi viene naturale, lo farò sempre! Sono convinto che se si riesce a scorgere il lato divertente che ogni cosa porta in sé e a riderne, ma prima di tutto se si riesce a ridere di se stessi, è possibile buttare all'aria tante barriere, scetticismi, inutili sovrastrutture.

L'ironia e l'umorismo sono utili a mantenere l'equilibrio in ogni situazione, e anche la più tragica e seria. E poi non si deve dimenticare che quando si parla di Dio ci si rivolge ai cuori delle persone, a quella parte di cuore eternamente bambino, che non ha bisogno del linguaggio arzigogolato di cui necessita la mente.

Talvolta mi viene spontaneo usare un mio linguaggio *primitivo e barbaro*, come lo definisco io, e tante espressioni *terraterra*. Ne sa qualcosa mia moglie Grazia. Anche lei sa sorridere e ridere quanto me, ma quando le sembra che esagero mi richiama, come si fa con un bambino, fa di tutto per non *farmi fare brutte figure* e mi... bacchetta per mettermi in riga!

Il mio modo di parlare e il mio dialetto, che uso molto spesso, provocano in alcuni stupore, disappunto, rimprovero. Si tratta di *sapienti* e *intelligenti*, che usano un linguaggio colto e forbito, che prendono tutto e perfino se stessi (troppo) seriosamente.

La vera guida mistica, che non necessariamente è un *guru*, lascia completamente spazio all'individuale sensibilità del discepolo, ma deve spogliarlo dalle abitudini mentali, liberarlo dalle maschere che indossa.

"Per quanto dorata e di sottile fattura orafa sia la maschera, 'Egli' o altri ancora te la toglieranno. Usa volontà e determinazione e... toglila da solo: fa molto meno male"[96].

Io non amo maschere.

Non desidero essere scambiato per un santone, un inviato, un salvatore del mondo o per quello che non sono. Robe del genere mi fanno ridere. Mi sento un mistico, uno che dà la mano ai suoi fratelli sulla via della spiritualità. E lo faccio in modo molto semplice e attraverso l'insegnamento dello yoga. Non è mia aspirazione esser messo su di un piedistallo o sopra un altarino e magari venire anche adorato, adulato, venerato, incensato, glorificato. Non cerco ammirazione, tantomeno devozione o discepoli.

Se la gente conoscesse di più e meglio Dio, si creerebbe molto meno idoli.

Sulla faccia della Terra, soltanto l'uomo ha la facoltà di ridere. E se è così, un motivo pur ci sarà! Il Divino vuole che impariamo a ridere di quanto facciamo, pensiamo o crediamo di essere.

Trovare la capacità e la forza di sorridere su ogni cosa della nostra vita, che ha un lato e anche il suo contrario, ci impedisce di annoiarci. Sarebbe una noia mortale se tutto fosse sempre bianco, oppure sempre nero.

La vita ha il lato serio e il faceto, la faccia positiva e la negativa, è riso e tragedia, gioia e tristezza insieme.

Anche nelle tragedie si deve ricordare il detto: *quando un sorriso sgorga dalle lacrime, si spalanca il Cielo*. Si può passare un'intera notte a piangere, ma ci sarà poi il momento della gioia.

Nella Bibbia sta scritto:

[96] Mario Attombri, Paolo Renier, *Dieci anni, mano nella mano, con Lui in armonia*, Edizioni Associazione Culturale *Armonia*, Noale (Venezia) 1997, p. 46.

"Per ogni cosa c'è il suo momento,
il suo tempo per ogni faccenda sotto il cielo.
C'è un tempo per nascere e un tempo per morire,
per piantare e per sradicare le piante,
per uccidere e per guarire,
per demolire e per costruire,
un tempo per piangere e per ridere,
per gemere e per danzare,
per gettare sassi e per raccoglierli,
un tempo per abbracciare e per astenersi dagli abbracci,
per cercare e per perdere,
per serbare e per buttare via,
per stracciare e per cucire,
per tacere e per parlare,
per amare e per odiare,
per la guerra e per la pace"[97].

Sorridere: dono e saggezza

Uno dei più grandi doni di Dio è la capacità di sorridere. Diventare santi, beati, illuminati significa acquisire la saggezza di ridere delle nostre debolezze di piccoli mortali e prendere sul serio solo Dio.

Se si riesce a sorridere delle cose, c'è tanto da divertirsi! Una risata è liberatoria, è risanante, così come lo è il pianto: può alleggerirci da un sacco di porcherie e mettere tutti gli accadimenti al loro giusto posto. Il sorriso distrae la mente, ha il potere di renderla leggera.

Sono grato a Dio per aver messo nella mia natura un lato giullare e solare. Ho imparato a sorridere prima di tutto di me, poi di quello che faccio e dico, infine di ogni cosa.

La vita va affrontata molto seriamente, ma sarebbe un'avventura davvero insopportabile se non si riuscisse anche a riderne. Solo così si può trovare la forza per comprendere che nella nostra esistenza nulla vi è di drammatico o di tragico se confrontato con l'eternità che ci circonda e ci attende.

C'è proprio tanto da ridere, per esempio, sull'affannarsi dell'uomo, su ciò che ci illudiamo sia per l'umanità vero *progresso*!

[97] Qoèlet 3,1-8.

Il Divino ha dotato l'uomo d'intelletto, intelligenza e volontà, che gli permettono anche di costruire cose complesse e sofisticate. Nel nostro continuo inventare, scoprire, fare, ci consideriamo degli esseri grandiosi. Ci sentiamo un dio! Ma poi c'è molto da ridere, e mestamente, quando ci guardiamo intorno e scorgiamo le conseguenze dell'operare umano, del nostro *progresso*. Le invenzioni, le scoperte e tutti i tipi di esperimenti (e tanto più quelli che oggi si vanno facendo sulla vita, sulla morte, quelli dell'uomo sull'uomo, clonazioni, trapianti, ecc.) mettono in moto meccanismi inarrestabili, tanti dei quali spesso sono perversi, mostruosi, disumani, che sono contro l'uomo, poiché alla fine di tutto gli si ritorcono.

Soltanto due piccoli esempi: un computer sistemato in un posto strategico si ferma... Come dare un calcio a un nido di formiche!

Siamo andati sulla luna e a spasso per la stratosfera con navicelle, satelliti, sonde. Grandioso! Non ci bastava inquinare la Terra, ora perfino l'etere, che è affollato ormai come una pattumiera da migliaia di residui spaziali. Questi, a mo' di proiettili, viaggiano incontrollati e incontrollabili a velocità altissime. E sono talmente pericolosi che quello stesso omino – già dio grandioso, ideatore e creatore di tanta meraviglia – deve oggi darsi da fare e in fretta per inventare nuovi materiali e sistemi di difesa, a prova di detriti spaziali, in grado di proteggere futuri satelliti e prossimi astronauti.

Roba da matti! Ma fermiamoci qua.

Buffoni

Anche i drammi della vita, se visti da un'angolatura diversa da quella abituale, hanno aspetti comici. Ci sono barzellette, racconti con cui si ride sulle disgrazie umane; comiche su gente che cade, che si fa male, che piange, che muore e su altri drammi. Qualsiasi tipo di cerimonia, anche se solenne e austera, ha un suo lato ridicolo e divertente. Non per niente il proverbio dice: "Non c'è matrimonio in cui non si pianga e funerale in cui non si rida!"

L'Oriente cristiano ha i *pazzi*, *i folli per Cristo*. Noi abbiamo il nostro san Filippo Neri, chiamato il *buffone di Dio*. E, per parlare di buffoni pieni di tanto buon senso, chi non ricorda il personaggio di Bertoldo con le sue storie, che potrebbero essere definite racconti sufi? Presso le corti antiche non mancavano saggi giullari e illuminati buffoni. Gli indiani americani hanno gli *heyoka*. Ogni civiltà, ogni popolo di tutti i tempi ha i suoi *buffoni*, considerati esseri sacri, persone illuminate, perché maestri capaci di guardare, e di far guardare, con saggezza alla vita e a ogni sua faccia.

Queste creature sanno ridere prima di tutto di sé, esponendosi volontariamente al ridicolo, anche vestendo in modo strano. Il buffone sacro partecipa a tutte le cerimonie della comunità, anche a quelle funebri. E perfino di fronte alla morte riesce a trovare qualcosa di cui sorridere e per far sorridere, per far riflettere la gente.

Non c'è forse da ridere sulla pazzia umana?

Ma in genere di fronte alla morte, l'unica cosa certa della vita, si è terrorizzati, e anche solamente nominandola. C'è da divertirsi nel vedere come la sola parola "morte" faccia paura all'uomo, che la scansa più che può. Basta scorrere gli annunci mortuari sul giornale!

Rarissimamente si trova un tizio che *è morto*. Il più delle volte *è scomparso*, oppure *se n'è andato*. C'è chi *si è spento*, chi *non è più*, chi *è dipartito*, oppure *è mancato* o *è venuto a mancare, a mancare agli affetti*. Qualcuno *ci ha lasciati*, o anche *ha lasciato in un desolato dolore* parenti e amici. C'è chi addirittura *ha abbandonato questa valle di lacrime*, oppure *è volato al cielo*, o *è ritornato alla casa del Padre*. Oppure *il Padre lo ha richiamato a sé*. Qualcuno *è stato accolto nel Regno dei Cieli*, un altro *si è ricongiunto a* quelli che nell'aldilà lo stavano aspettando. C'è poi anche chi *ha raggiunto la Pace eterna* oppure *il Regno del Padre*. Ci sono parenti che sul giornale *salutano* il defunto, rivolgendosi a lui direttamente, o fanno anche scrivere: *Ciao, Tizio*! Quasi che Tizio, all'indomani della sua morte, leggesse il giornale. Altri annunciano *la dolorosa perdita* o *dipartita a quanti gli vollero bene*. Una volta avevano scritto addirittura che un povero giovane *è volato in cielo con la sua moto*.

Abbiamo tanta fantasia per sfuggire alla vera essenza delle cose. Non c'è forse da ridere sull'umana pazzia?

La capacità di sorridere è un grande dono di Dio. Sono riconoscente al mio Signore che mi ha concesso questa capacità, e me la tengo cara!

6. Le mie esperienze extracorporee

Ho avuto numerose esperienze extracorporee, *vissute* in tre stati, o condizioni:

1. Di *premorte* (*Near Death Experiences* – NDE –, come dagli studiosi viene definito questo tipo di esperienza); con *esperienza extracorporea drastica, totale*
2. Di estasi mistica; con esperienza *extracorporea totale*
3. Di meditazione profonda yogica, *samadhi*, *nirvikalpa samadhi*; con *esperienza extracorporea a livelli vari*, differenti tra loro

Non è facile esprimere a parole ciò che in queste condizioni si prova. Cercherò tuttavia di darne una descrizione il più fedele possibile, pur sapendo che il nostro linguaggio è limitato e non possiede espressioni adatte.

"I termini che usiamo per le cose metafisiche sono basati sul fisico. Per penetrare in un'altra dimensione di conoscenza dobbiamo adeguarci al modo di conoscere di quella dimensione"[98].

Racconterò le esperienze a cui sono andato, e vado, incontro *altrove*, in altre dimensioni, traducendole in espressioni *convenzionali*, adeguate solo alla *nostra* dimensione (*fisica*).

Mi cimenterò a parlare di una dimensione *intermedia*, una specie di "mondo di mezzo", che trascende spazio e tempo, nella quale non si considera l'aspetto fenomenico del mondo, ma la sua vera essenza. Dove *tutto* esiste in una grandiosa simultaneità.

Per potermi più chiaramente esprimere, mi servirò del termine *corpo sottile* (come nello yoga viene definito il *corpo eterico*, veicolo dell'anima cosciente, fatto di energia, di vibrazioni e di luce), anziché usare i numerosi concetti astratti (come *coscienza indivi-*

[98] Idries Shah, *I Sufi*, cit., p. 69.

duale, *Io cosciente*, *il mio Io*, *anima cosciente*, *corpo astrale*), che vengono in genere adoperati quando si trattano questi argomenti.

Definirò perciò *corpo sottile*: *il mio Io cosciente* quella parte spirituale e cosciente di me, l'essenza del mio essere che, abbandonando il mio corpo fisico, continua a *vivere* nelle dimensioni che trascendono la materia.

Stabilire come e in che modo questi tre stati (chiamiamoli di coscienza: *premorte*, estasi, *samadhi*, per molti aspetti simili all'"arrivo", ma con "partenze" differenti) siano diversi tra loro o analoghi è difficile anche per me che li ho *vissuti*.

Una cosa è certa: tutte queste esperienze sono *possibilità* di accesso, alcune "involontarie", altre "volontarie", ad altre realtà e dimensioni.

Sono *divine possibilità*, ulteriori manifestazioni della Volontà di Dio, il quale per l'evoluzione di una Sua creatura può dischiudere o aprire alcune finestre, che di solito rimangono sigillate.

1. ESPERIENZE EXTRACORPOREE IN STATI DI *PREMORTE* (*Near Death Experiences*)

Numerose sono le persone che hanno vissuto esperienze definite di *premorte* (NDE). Molte sono le loro testimonianze ed esse vengono studiate dalla scienza, che cerca di scandagliarle per poter comprenderne qualcosa.

Ci sono testimonianze di persone che hanno *oltrepassato* la soglia della morte.

E ci sono testimonianze di persone che hanno solo *raggiunto* la soglia della morte.

In questi due stati la vita cosciente sta solo nel corpo sottile, il quale vive totalmente immerso nella dimensione *altrove*. In genere (ma ogni esperienza essendo personale resta unica) con la sua coscienza e volontà sottile è estremamente felice di stare lì, e lì vorrebbe rimanere per sempre; si rifiuta di ritornare nella dimensione terrena e di rientrare nel corpo fisico.

Tali esperienze, ormai numerosissime, testimoniano che sia la morte vera e propria, intesa come arresto di ogni ritmo, cardiaco, respiratorio, cerebrale (*cadavere freddo*), sia la morte cerebrale a diversi livelli (*cadavere caldo*), talvolta, imprevedibilmente e misteriosamente, hanno un *punto di ritorno*.

Di solito, chi *ritorna in vita* ritorna completamente trasformato.

Quanto a me, posso dire che... sono morto cinque volte!

Prima esperienza di *premorte*: per annegamento

Fatto: È accaduto nel 1974. Stavo facendo il bagno in mare, il fondale aveva delle buche, sono andato giù, ho incominciato a bere e a incamerare acqua nei polmoni, non respiravo più. Mia moglie Grazia, incinta della nostra secondogenita, dalla riva si è accorta di quanto mi stava succedendo e ha dato l'allarme. Mio cugino, che non era affatto un esperto nuotatore, si è precipitato in mio soccorso. Passarono però parecchi minuti, oltre ogni possibilità di sopravvivenza. Tutto faceva supporre che fossi già morto annegato.

Movimento: Ho avuto immediata perdita di coscienza. *Venivo* "involontariamente" trasportato fuori dal mio corpo fisico. Il mio corpo sottile è uscito bruscamente dal corpo fisico.

Stato: Con il mio corpo sottile mi sono trovato nella dimensione spirituale, in alto rispetto alla Terra. Quello che *era stato* il mio corpo si trovava giù in basso, sul fondo del mare, sommerso dall'acqua, *drasticamente* vuoto di me. *Io* lo guardavo, come un serpente può guardare alla sua pelle dopo la muta, o una farfalla al suo involucro di crisalide. Avevo esatta la percezione che il mio corpo fisico si trovasse nello stato di *animazione cessata, drasticamente interrotta* (e non di *animazione sospesa*, come invece mi accadeva nei miei *momenti di coma*, cioè nell'estasi mistica, e mi accade in altre esperienze).

L'idea della morte, di essere morto, la paura di morire, di *finire di esistere* non mi sfiorava nemmeno. Perché *io esistevo*, continuavo a vivere, e anche incredibilmente meglio di prima.

Azioni e sensazioni: Mi sentivo *altrove*, in *quella* dimensione che già conoscevo (in estasi mistica, in *samadhi* yogica) e che avvertivo divina. Percepivo ovunque Dio, ero immerso e vivevo nell'immenso luminoso Oceano divino. Una dimensione intermedia, dove la presenza del Divino pervade tutto, ma non si è alla Sua presenza. Si è semplicemente assorbiti in una Luce indescrivibilmente abbagliante, coinvolgente, non saprei come meglio definire. Lo si contempla.

Ero sereno, senza sentimenti, né emozioni, o rimpianti per tutto ciò da cui mi ero distaccato (compresa mia moglie incinta).

Io avvertivo un senso di benessere, di completa beatitudine e pace.

Ero assorbito dall'amore di Dio, nella contemplazione della Luce divina.

Mantenevo le stesse sensazioni che nella dimensione terrena vengono trasmesse dai sensi fisici, dal proprio corpo e da tutti i propri organi. Con il *mio* pensiero, con il *mio* cuore, con la *mia* bocca, con il *mio* respiro, con tutto il mio essere ripetevo il mio mantra personale, la preghiera del cuore, e ne ero pervaso. Con i *miei* occhi ammiravo paesaggi indescrivibili e popolati, colori smaglianti e luminosi. Con i *miei* orecchi udivo dolci musiche che piacevano *a me*. Con i *miei* polmoni respiravo e percepivo gradevoli profumi che provenivano da piante e fiori che erano intorno a me, che vedevo e potevo toccare. Toccavo con le *mie* mani una Natura nell'essenza simile alla nostra, popolata, ma indescrivibilmente meravigliosa. C'erano voci e presenze di entità che riconoscevo come *corpi* individuali. Incontravo *persone* che conoscevo, che avevo conosciuto, amato e che sapevo trapassate. C'era la presenza di colui che sulla terra era stato per anni il mio *guru*, il mio maestro (che mi accompagna in tutte le esperienze extracorporee e che mi insegna ancora oggi). C'erano mio nonno Adolfo, una mia zia, miei compaesani. Ero felice di rivederli, di incontrarli. Mi venivano tutti incontro, mi riconoscevano, provavano felicità nel vedermi. Io li salutavo, comunicavo con loro, mi sorridevano. C'erano anche presenze che non conoscevo.

In quella dimensione al di fuori di spazio e tempo, tutto accade nella simultaneità, nella contemporaneità. Scorgevo l'intera mia vita scorrere davanti a me, o in me, non lo so. Potevo guardare a tutto il mio operato e al mio vissuto terreno. Avevo perfetta coscienza e responsabilità di quanto avevo fatto sulla Terra, la capacità di apprezzarlo o meno, e anche di giudicarlo alla luce di una saggezza immensa, nuova e sconosciuta. Mi sentivo abbastanza soddisfatto di quella che era stata la mia vita.

Volavo su sempre più su, irresistibilmente attratto verso un cerchio di fuoco, che a me sembrava essere il sole, verso un'indefinibile, indescrivibile Luce, che mi assorbiva e alla quale mi abbandonavo. La sentivo simile a un cono splendente che dall'alto si apriva, che tutto comprendeva, un cono dal quale io mi sentivo avvolgere. Ero *io che sceglievo* di volare sempre più su, e verso una Luminosità sempre più luminosa. E più andavo verso la Luce, più mi sentivo leggero, divinamente felice.

Era particolarmente presente la Voce del mio Spirito Guida, che abitualmente mi segue, e che percepivo allo stesso modo di sempre. Come fosse un *guru* disincarnato mi dava i suoi insegnamenti, facendomi comprendere che anche queste erano esperienze che mi venivano date in dono dal Divino, per mezzo delle quali dovevo comprendere ancora di più. Mi istruiva sulla mia vita futura perché, e me lo faceva chiaramente intuire, il mio posto non era ancora nella beatitudine di quella dimensione. La *mia ora* di restare là non era ancora arrivata. Anche se io, con la mia coscienza e volontà spirituale, desideravo restarvi con tutto me stesso.

La Voce mi ha ordinato: "Guarda il tuo corpo! Non è giunto il tuo momento! Prima dovrai portare a termine il tuo compito fra gli uomini, come Dio ha pensato per te".

Ho guardato giù, al mio inanimato involucro terreno. Ho visto mio cugino Paolo che gli si avvicinava per salvarlo, che si affannava per trovarlo, perché era completamente sott'acqua. *Io* non ero più quel corpo, che avvertivo totalmente privo di me e non più *in attesa di me*. Ricordo di aver provato una sensazione di disappunto e il mio pensiero è stato. "Ma perché quel rompiscatole di Paolo vuole riportarmi laggiù? Sono così beato qui!".

In qualche modo ero cosciente che il suo intervento mi avrebbe ricondotto in quel corpo, sulla Terra, mio malgrado. Rifiutavo il ritorno nella dimensione terrena, in quell'involucro, di cui in quel momento ricordavo l'ingombro, la pesantezza, la limitatezza, la corruttibilità. Ma ero altrettanto cosciente che non potevo oppormi in alcun modo.

Poi, senza che ciò dipendesse dalla mia volontà, ho fatto una specie di capriola all'indietro, non saprei come dire, una carpiata su me stesso, mi sono girato e ho fatto uno... srotolamento verso il basso. Vedevo quello che era stato il mio corpo, esanime, sommerso dall'acqua. Scorgevo mio cugino che lo afferrava energicamente per un braccio, che lo riportava con fatica in superficie, che cercava di rianimarlo. In quell'istante il mio braccio, rianimato, ribellandosi al salvataggio, ha sferrato a Paolo una tremenda botta all'altezza dell'orecchio, tanto forte che in seguito da quel lato mio cugino ha perso l'udito.

Ritorno: In quell'istante *io*, corpo sottile, venivo aspirato e risucchiato energicamente da quel corpo fisico. Ero ridiventato *io* nel mio corpo fisico. Ma non ero affatto contento, stavo meglio *altrove*.

Mi sono ritrovato giù, dentro al corpo, pesante, limitato, dolorante, con i polmoni pieni d'acqua. Faticosamente ho ritrovato il respiro. Dentro di me sentivo un'incredibile energia che mi pervadeva, che mi ha permesso di rimettermi a nuotare e di arrivare da solo, senza alcun aiuto, fino a riva.

Visto che a riva sono ritornato da solo, si potrebbe pensare che non fossi affatto annegato, morto del tutto. Più tardi però ho avuto conferma che il mio corpo era rimasto completamente immerso nell'acqua per più di dieci minuti. Quindi, senza respirare ben oltre i limiti che permettono, anche a un esperto subacqueo, quale io però non ero, qualsiasi sopravvivenza umana.

Seconda esperienza: per punture di uno sciame di api

Fatto: Mi trovavo in aperta campagna. Un grosso sciame delle mie api era uscito dall'alveare e si era aggrappato a un albero. Cercavo di catturarlo, come tante altre volte mi era capitato di fare, per rimetterlo nella sua arnia. Non avevo addosso alcuna protezione, come al solito. Per una banale distrazione, con la scala sono andato a sbattergli contro. Tutte le api mi si sono naturalmente avventate addosso, colpendomi soprattutto nelle parti scoperte, volto, collo e mani. Mi sentivo la testa scoppiare, il cuore battere all'impazzata, il respiro mancarmi, soffocavo. Ero troppo distante da casa per chiedere aiuto. Consapevole che tanti pungiglioni non perdonano, mi sono disteso sull'erba e mi preparavo alla morte, recitando il mio mantra.

Movimento: Ho avuto lenta perdita di coscienza, lenta uscita del mio corpo sottile dal corpo fisico.

Stato: Con il mio corpo sottile mi son ritrovato beato *altrove*. L'esperienza era del tutto simile alla prima. Percepivo il mio corpo fisico in *animazione cessata*, anche questa volta *drasticamente interrotta*. Lo vedevo dall'alto, riverso sull'erba, avvertivo che era privo di vita. Il volto era talmente gonfio e paonazzo che non mi riconoscevo, gli occhi ridotti a due sottili fessure.

Azioni e sensazioni: Identiche a quelle dell'esperienza precedente. Questa volta mi sono trovato come già al di fuori da un tunnel buio (la volta precedente non c'era alcun tunnel) che non avevo però attraversato e che stava alle mie spalle. Ero immerso nella grande Luce. *Vedevo* lo scorrere della mia vita. Non mancava la presenza della Voce del mio Spirito Guida, che mi faceva ancora una volta intuire che dovevo *ritornare* sulla Terra. C'erano tante presenze, c'era il mio *guru*.

Ritorno: Questa volta con il mio corpo sottile io mi sono trovato all'improvviso giù, in piedi, di fianco a quello fisico riverso sul terreno e svuotato di me. Lo potevo osservare da vicino, come un involucro a me ormai del tutto estraneo che se ne stava lì disteso sull'erba. Irriconoscibile, il volto cianotico, gli occhi tumefatti. Lo guardavo senza alcuna emozione o sensazione, perché *io* non ero più quel corpo che giaceva, ma gli stavo accanto, in piedi.

Sentivo poi che *io* rientravo pian piano in quel corpo, in modo molto graduale questa volta, ma sempre con rammarico.

E *io* ero di nuovo lì, dolorante, disteso sull'erba fresca, con nel cuore il mio mantra, che non avevo cessato di ripetere. Avvertivo dei passi, sentivo qualcuno camminare intorno a me, fermarsi, schiaffeggiarmi dolcemente. In modo lento mi *riprendevo* sempre di più, riprendevo cioè sempre più possesso della mia fisicità. Non riuscivo ad aprire gli occhi, gonfi come palloni. Sentivo sollevarmi la testa, massaggiare leggermente in tutto il corpo, soffiare delicatamente più e più volte sul volto. Pensavo che qualcuno, forse mia moglie, fosse venuto in mio soccorso. Lo volevo rassicurare che stavo *riavendomi*, ho fatto quindi uno sforzo enorme per aprire solo di un poco gli occhi, per mettermi a sedere. Tra le fessure delle palpebre ho scorto accanto a me una figura che mi era familiare, vestita di color arancio. Con stupore, mi son reso conto che si trattava del mio vecchio *guru* trapassato, e che poco prima avevo anche incontrato nella dimensione spirituale. Ero commosso, volevo ringraziarlo, ma era già... svanito nel nulla. In quell'istante ho ricordato quello che mi aveva detto nel giorno del nostro ultimo incontro terreno: "Io ti accompagnerò per l'eternità. Usa sempre il tuo mantra, la preghiera del cuore che ti ho dato, sarà costantemente il nostro telefono!".

Dal momento dell'incidente erano trascorse più di cinque ore.

Mia moglie Grazia continuò poi per giorni e giorni a togliermi i pungiglioni delle api, rimastimi conficcati in tutto il corpo. Erano più di cento.

Terza esperienza: per corrente elettrica

Fatto: Un guasto alla lavatrice, la cui presa a terra era stata imprudentemente collegata al tubo dell'acqua nel bagno, ha fatto sì che io, che mi stavo lavando, rimanessi... attaccato al rubinetto a causa di una violenta scarica elettrica a 220v.

Movimento: Uscita molto brusca e immediata dal corpo.

Stato. Azioni e sensazioni: Stesse sensazioni, presenze e tutto il resto delle due volte precedenti. In questa terza esperienza extracorporea, come pure sarà nella quarta e nella quinta, non ho visto scorrere la mia vita terrena. Anche qui percepivo il mio corpo fisico in *animazione cessata, drasticamente interrotta.* Anche questa volta la Voce mi diceva che la mia ora non si era compiuta.

Ritorno: Molto lento e graduale. Il mio corpo – così mi hanno detto poi i testimoni – era rimasto in stato di animazione interrotta per più di 5 minuti. Coloro che mi hanno soccorso, tra cui mia moglie Grazia, mi hanno confermato che per tutto questo tempo il mio cuore non batteva più e che non respiravo.

Quarta esperienza: per soffocamento con olio essenziale di timo

Fatto: Stavo sperimentando su me stesso gli effetti dell'olio essenziale di timo e inavvertitamente ne ho ingerite troppe gocce. Mi sono sentito soffocare e... sono soffocato. Chi stava lì con me ha cercato dapprima di rianimarmi come poteva, poi, quando il mio cuore aveva cessato di battere e io non respiravo più, era corso a chiedere aiuto. Al suo ritorno con i... rinforzi, erano ormai trascorsi parecchi minuti, mi hanno trovato che avevo ripreso a respirare e respiravo velocemente e vigorosamente. In modo spontaneo avevo incominciato a praticare un particolare tipo di respirazione yogica: *kapalabhati* e *bhastrika pranayama*.

Movimento: L'uscita dal corpo è stata questa volta graduale. Vedevo dall'alto il mio corpo, vuoto di me, riverso sulle scale di casa. Accanto a me, la persona che tentava di rianimarlo.

Stato: Mi son trovato oltre un tunnel buio. Il resto come nelle esperienze precedenti. Questa volta percepivo il mio corpo fisico che... ondeggiava, tra una condizione che andava dall'*animazione sospesa* all'*animazione cessata, interrotta*. Non saprei come meglio definire, forse era come... fluttuante tra questi stati, tra morto, quasi morto e vivo.

Azioni e sensazioni: Dentro di me, corpo sottile nella dimensione spirituale, ho avvertito più che un'intuizione un ordine ben chiaro ed energico che proveniva non dalla Voce, ma dall'entità che era stata il mio *guru* terreno. Era un imperativo: "*Bhastrika, bhastrika, kapalabhati, kapalabhati*!" (*Bhastrika* e *kapalabhati* sono due tipi di *pranayama*, di respirazione yogica, molto forte e veloce, che serve per la purificazione del sistema respiratorio, per rimuovere lo spasmo nei canali bronchiali, per la purificazione del corpo. Respirando in questo modo, vengono purificati e tonificati sistema respiratorio e circolatorio).

Il mio *guru* mi ordinava come dovevo respirare. *Io* vedevo il mio corpo che non respirava più, poi che iniziava a respirare faticosamente, infine che faceva *bhastrika* e *kapalabhati pranayama*. E lo vedevo anche come attraversato da un'energia, la forza della Grazia, quella che nello yoga viene chiamata *Kundalini Shakti*. La Voce mi faceva intuire che sarei dovuto ritornare sulla Terra.

Ritorno: Lentamente il corpo *si riaveva*, pervaso da quell'energia indescrivibile. Lentamente il mio corpo sottile riprendeva possesso del suo corpo. Ora ero io a sentire l'energia che mi trapassava, fino a che *io ho riavuto possesso* totale del mio corpo. Mi son ritrovato di nuovo dentro. Ora ero *io* corpo fisico che praticavo la respirazione yogica, il *pranayama* comandatomi dal mio *guru* nell'altra dimensione. Ero di nuovo io corpo che mi sentivo pervadere da quella potente energia spirituale divina, che vibrava in me e mi rianimava tutto.

Quinta esperienza: per avvelenamento da aconito o napello

Fatto: Mi trovavo da solo in un bosco, lontano da centri abitati. Avevo raccolto del napello o aconito, importante in farmacologia, perché ricco di valori alcaloidi, e per la prima volta ne stavo sperimentando su di me dosi ed effetti. Stupidamente (sono sempre lo spericolato ragazzino di un tempo) ho ecceduto nelle dosi, così che mi sono avvelenato. Ho incominciato a sentirmi male; non potevo fare altro che affidarmi a Dio, ripetendo il mio mantra.

Movimento: Ho avuto tutte le manifestazioni già verificatesi nella prima esperienza *premorte*. L'uscita dal corpo è stata graduale.

Stato: Col mio corpo sottile *io* ero in *quella* dimensione. Avvertivo il mio corpo in *animazione cessata*, ancora una volta *drasticamente interrotta*. Morto.

Azioni e sensazioni: Tutto come nella prima esperienza. Non ho però visto lo scorrere della mia vita. Mi è arrivato chiaro il messaggio del mio Spirito Guida: avrei dovuto ritornare indietro, sulla Terra. Pure questa volta!

Inoltre ho *intuito* un ordine imperativo, che sentivo provenire dall'entità del mio *guru*: avrei dovuto servirmi dell'*acqua di Shiva*! Oggi lo sanno tutti di che si tratta, ma allora io non avevo mai sentito parlare di questa pratica, non sapevo nemmeno cosa fosse, o di che acqua si potesse trattare! Ho comunque *compreso* che cosa avrei dovuto fare una volta rientrato nel mio corpo.

Ritorno: In modo molto lento son *ritornato* nel corpo. Ho potuto riscontrare che ero rimasto in quello stato per parecchie ore, poiché si era già fatto buio. Ho messo subito in pratica le istruzioni intuite nella dimensione soprannaturale. Con l'aiuto dell'*acqua di Shiva*, cioè bevendo la mia pipì, ho lasciato agire la natura e in una notte e un giorno mi sono rimesso a posto e son ritornato tranquillamente a casa!

2. ESPERIENZE EXTRACORPOREE IN STATI DI ESTASI MISTICA

Estasi, per definizione, è uno *star fuori dalla mente* (inteso anche come coscienza terrena, corpo fisico, coscienza del corpo fisico, non avendo in stato di estasi estrema percezione alcuna del corpo, oppure avendola, ma a differenti livelli). Estasi è un *non normale stato di coscienza*, con senso di rapimento, di svincolamento dalla realtà (da quella che noi chiamiamo realtà, e quindi anche dal corpo fisico) con sensazioni di beatitudine. È uno stato di coscienza a volte accompagnato da visioni, da sensazioni uditive. Nella fenomenologia mistica religiosa estasi è *l'uscita da sé* dell'anima (che io, anche in queste mie esperienze, per essere più chiaro continuo a chiamare *corpo sottile*) la quale (o meglio il quale), abbandonato il legame con il suo corpo fisico e con i sensi, stabilisce un contatto temporaneo con una dimensione soprannaturale intermedia divina, "altrove".

Nella teologia cattolica: l'estasi è *il supremo grado dell'ascesi* (tirocinio spirituale e fisico che, attraverso meditazione e preghiera, isolamento, digiuno, procura la perfezione interiore e il distacco dal mondo e dagli istinti) ed è il supremo grado *dell'esperienza mistica*, nel quale l'anima è rapita, viene rapita *nella contemplazione di Dio*.

Quelli che io da bambino chiamavo "*momenti di coma*" erano momenti di estasi mistica.

Fatto: Quando da bambino e da ragazzo avevo i miei *momenti di coma* – l'estasi mistica – *venivo* rapito, trasportato "involontariamente" fuori dal mio corpo fisico in un'altra dimensione, soprannaturale, con modalità non dipendente dalla mia volontà, spontanea, automatica, sempre dolce.

Movimento: Il mio corpo sottile *veniva* "involontariamente" distaccato e svincolato dal corpo fisico e dalla realtà terrena, mentre il mio corpo restava in attesa di me, in *stand by*, come si dice in gergo tecnico, *vuoto di me*, in stato di *animazione sospesa* (differentemente dalle esperienze *premorte*, dove il mio corpo sottile avvertiva quello fisico come un involucro ormai del tutto estraneo, che *lo aveva contenuto* e che aveva definitivamente lasciato laggiù, in *animazione cessata, drasticamente interrotta*).

Il mio corpo sottile *veniva* rapito e, abbandonato il suo legame col corpo e con i sensi fisici, stabiliva un contatto temporaneo con il soprannaturale, il divino. Io ero nella Luce divina, *nella contemplazione di Dio.*

Momentaneamente, non avevo più alcuna percezione del corpo fisico, né interesse per lui, perché durante l'estasi *io* con il mio corpo sottile mi trovavo *altrove.* Il corpo era la pelle, l'involucro che *mi conteneva* nella vita terrena e che era in attesa di me, ma *io* ero altrove.

La prima volta, con il mio corpo sottile vedevo dall'alto quello fisico, disteso dentro alla barchetta. In seguito, in altre esperienze mistiche, prima di rientrare nel mio corpo fisico, talvolta io, corpo sottile, stavo in piedi o seduto al suo fianco. Il mio corpo io lo vedevo sempre così come lo avevo lasciato, spesso in posizione yogica.

Stato: Col corpo sottile mi trovavo *altrove*, nella dimensione soprannaturale, dove avevo sia sensazioni uditive, udivo la Voce, sia visioni (una decina di volte Gesù, la Vergine). Dove *io* persistevo a esistere, avendo le stesse sensazioni che nella dimensione terrena vengono trasmesse dal corpo e dai sensi fisici.

Azioni e sensazioni: Lì dove mi trovavo, avvertivo solo beatitudine, pace, serenità. Sentivo l'indescrivibile Luce, nella quale ero immerso, divina e pervadente. Non avevo quella sensazione di non voler più ritornare nel mio corpo e nella dimensione terrena (comune a tutte le esperienze di *premorte*), anzi, non ci pensavo nemmeno. La Voce del mio Spirito Guida era sempre presente, trasmettendomi insegnamenti mistici e pratici; non sapevo da chi provenisse né a chi appartenesse. Non c'erano altre presenze; il rapporto con la Voce mi assorbiva totalmente e non lasciava spazio ad altro.

Ritorno: Dopo un periodo di tempo che poteva variare, rientravo dolcemente nel mio corpo.

3. ESPERIENZE EXTRACORPOREE IN STATI DI MEDITAZIONE YOGICA, IN *SAMADHI*

Grazie alle discipline yogiche è possibile giungere "volontariamente" a graduali stati di supercoscienza, fino al più alto ed estremo, al *nirvikalpa samadhi* (da *nirvana*, estinguersi/stato di liberazione/di illuminazione), equivalente all'estasi mistica.

Dopo l'incontro col mio *guru*, cessarono gli stati spontanei di estasi mistica automatica e "involontaria", che fin da bambino mi venivano dati naturalmente in dono.

Il maestro, attraverso l'ascesi yogica, mi conduceva verso la perfezione interiore. Lo yoga, con le sue discipline, costituisce lo sforzo necessario e indispensabile per innalzare il proprio Io al di sopra degli istinti e delle passioni, per distaccarsi dal mondo – nel senso di avere una più giusta visione delle cose terrene per prendere da esse la giusta distanza – e da tutto ciò che è materia e sensi, per dominarli e vincerli. Sotto la guida del *guru* svolgevo un tirocinio spirituale e fisico. Da lui venivo addestrato e preparato attraverso meditazione e preghiera e (quando mi convinse a vivere in grotta) isolamento e digiuno.

Con la pratica delle discipline yogiche, con sforzo spirituale interiore, disciplina personale e con estrema fatica incominciavo a raggiungere "volontariamente" stati di estasi yogica, di *samadhi.*

Le mie esperienze spirituali incominciarono perciò ad avvenire "volontariamente". In meditazione yogica profonda, raggiungevo stati di supercoscienza, *samadhi*, per i quali avevo le medesime esperienze extracorporee che vivevo nell'estasi.

Attraverso un'ascesi continua, è possibile una profonda trasformazione dell'essere. Il proprio Io cosciente (che anche qui chiamerò: il *corpo sottile*) arriva a *distaccarsi dal corpo*, per vedere e comprendere sotto un'altra ottica la vita e la nostra realtà.

Per mezzo dello yoga, è possibile far *sprigionare* dalla materia la scintilla divina e purificare quella parte di noi dove potrà avvenire il personale incontro con Dio, l'unione con Lui.

La materia mortale è estremamente condizionante per il nostro spirito. Essa àncora l'anima immortale, il nostro Sé, perché con la sua pesantezza costituisce la principale zavorra che impedisce all'anima di poter disancorarsi e riemergere, di innalzarsi e di prendere il volo verso l'Alto.

La disciplina yogica, l'ascesi mistica aiutano a lasciar morire in noi l'uomo "vecchio" per far risorgere l'uomo "nuovo" nella dimensione di Dio, proprio come insegna Gesù. "Dio si è fatto uomo, perché l'uomo possa diventare Dio".

Ogni disciplina spirituale si può dire che, alla fine di tutto, è molto simile a quella sportiva. Come in tutte le discipline, anche nello yoga, se si vuole conseguire qualcosa, ci si deve allenare con costanza ed estremo sforzo. E ciò costa fatica. In un cammino dello spirito, l'ascesi assomiglia all'allenamento degli atleti, a quello sforzo continuo che essi fanno attraverso ripetuti, prolungati, estenuanti esercizi fisici, per raggiungere la forma ideale: la perfetta *trasformazione.*

Come lo sport, quindi, la pratica dello yoga serve a *mettere in forma* corpo e spirito.

Allo stesso modo di tutti gli atleti anch'io mi allenavo, e mi alleno, praticando tutto il giorno yoga, come modo di essere e di fare, con meditazione, preghiera, mantra.

Devo precisare che gli *stati di samadhi, di coscienza, di supercoscienza* possono essere a vari livelli (ammesso che in questo campo si possa parlare di livelli o sia possibile stabilire dei livelli o gradi, oppure precisare altro).

Li chiamerò: primo livello di *samadhi*; livelli intermedi di *samadhi*; livelli ultimi, *nirvikalpa samadhi*.

E devo anche precisare che io quotidianamente vivo tutto questo in modo gioioso e per me del tutto naturale.

Fatto: Dopo anni di dura disciplina yogica, *l'uscita in astrale* (come si dice in termini yogici) – l'*uscita extracorporea* – oggi per me è molto facile. Ma, per mantenere lo stesso stile finora usato, dirò: "Mi è molto facile uscire col mio corpo sottile dal corpo fisico".

Questo può accadere in qualsiasi luogo o situazione, in qualunque momento, non necessariamente in meditazione yogica, e perfino con modalità quasi istantanea.

Movimento: Il mio corpo sottile si svincola dalla realtà terrena e dal corpo fisico, che resta temporaneamente *vuoto di me* (o *parzialmente vuoto*, ciò dipende dai differenti livelli di *samadhi*) e in stato di *animazione più o meno sospesa*.

Il mio corpo sottile *si rapisce* "volontariamente". Negli stati più elevati di coscienza (*nirvikalpa samadhi*) stabilisce un contatto totale, temporaneo con il soprannaturale, il divino, *contempla il divino.* Posso guardare oppure no al mio corpo fisico.

Stato: L'*immersione* nella dimensione *altrove* può avere, come ho detto, diversi livelli, ciò dipende dalle situazioni.

La mia mente, il mio pensiero o rallentano soltanto (quindi il mio corpo sottile = Io cosciente si rapisce parzialmente nella dimensione spirituale), oppure cessano del tutto (quindi il mio corpo sottile = Io cosciente s'immerge totalmente nella dimensione spirituale, si rapisce nella contemplazione divina).

Azioni e sensazioni: La gioia e le sensazioni che si provano sono inesprimibili.

Anche nei livelli intermedi di *samadhi*, il mio corpo sottile può *fluttuare* nella dimensione "altrove". In quella dimensione esistono tutti gli esseri, gli spiriti; tutte le creature inconsapevolmente fluttuano con una loro parte immateriale, spirituale, sottile, con il loro *Io profondo*.

Come ho già detto, lì mi è possibile *contattare* il sottile, lo spirituale, l'astrale, l'*Io profondo* anche di coloro che ancora conducono la vita sulla terra. Il Signore mi concede la facoltà di *vedere profondamente* lo spirito delle persone, scorgerne l'*Io profondo*, individuarne malattie fisiche, sottili, quelle cosiddette psichiche, vedere gli spiriti, *percepirne* sia energie positive che negative. In quella dimensione intermedia, nel "mondo di mezzo", mi è possibile *contattare* lo spirito sottile, o come lo si voglia chiamare, di chi ha bisogno di *guarigione*. Con l'aiuto di Dio, posso intervenire per aiutarlo a guarire, se questo è necessario, ma specialmente se Dio vuole.

La mia Voce interiore – il mio Spirito Guida – in stato di *samadhi* è sempre presente, come lo è oggi anche nel mio stato normale di coscienza.

In *nirvikalpa samadhi*, come nell'estasi mistica, ovviamente non si assiste allo scorrere della propria vita terrena passata. Si ha tuttavia una maggiore consapevolezza del proprio agire terreno, lo si *conosce* e lo si considera in modo diverso, anche qui non saprei come meglio esprimermi.

Ritorno: La durata di questi stati di *samadhi* può essere molto varia: attimi, minuti, ore, giorni, anche mesi, dipendono dai vari e differenti livelli.

Il ritorno può essere immediato o lento, comunque non è mai brusco. Quando rientro nella coscienza del corpo, è con la mia coscienza terrena che ogni volta avverto un desiderio intenso di riguadagnare l'altra coscienza, di restare in quello stato, di rimanere per sempre nella dimensione *altrove.*

Primo livello di *samadhi*

Chiamerò primo livello lo stato in cui il mio corpo sottile vive contemporaneamente sia nel corpo fisico, nella dimensione terrena, che nella dimensione intermedia. Ma con *più presenza* in quella terrena e *meno presenza* in quella spirituale.

A questo livello, vivo la mia vita normale: faccio il mio lavoro, ho i miei problemi, rogne quotidiane, famiglia, mi incavolo, mangio, bevo, vado in giro, cosciente di essere qui. Ma io sono anche *altrove.*

Pur mantenendo coscienza nel mio corpo fisico, con il mio corpo sottile sono contemporaneamente cosciente anche *altrove.*

Livelli intermedi di *samadhi*

Nei livelli intermedi il mio corpo sottile vive contemporaneamente sia nel corpo fisico, nella dimensione terrena, che nella dimensione intermedia. Ma con *meno presenza* in quella terrena e *più presenza* in quella spirituale.

Con il mio corpo mi muovo in questa dimensione terrena, mi dò da fare. Contemporaneamente, col mio corpo sottile vivo con maggiore coscienza *altrove*. Vivo in questa dimensione terrena. E contemporaneamente col mio corpo sottile mi vedo vivere.

Se in questi livelli intermedi ricevo, per esempio, un colpo su una gamba, come corpo materiale la sento in modo ovattato rispetto a come la sentirei nel mio quotidiano stato di coscienza. Come corpo sottile-immateriale non l'avverto affatto. Certo, una coltellata mi farebbe rientrare in modo immediato e totale nella mia coscienza terrena.

Diversamente, negli estremi stati di *nirvikalpa samadhi*, di totale estasi mistica, non si ha percezione corporea sensoriale, non c'è alcuna sensibilità fisica.

Riguardo a questo argomento, sui veggenti di Medjugorije – per parlare di un esempio recente – rapiti in stato di estasi mistica, alcuni studiosi hanno voluto fare prolungati e complessi esperimenti. Sui quali hanno scritto anche libri. Nell'estasi suprema, il corpo dell'individuo non reagisce ad alcun tipo di stimolazione esterna. Né avverte dolore, i normali riflessi corporei sono del tutto sospesi. Al *ritorno*, non si ha ricordo di quanto è accaduto al proprio corpo fisico.

I livelli intermedi più alti io li raggiungo, per esempio, quando pratico yoga e vado, come si dice, in astrale. Posso vedere... aiutare, e anche nel cammino spirituale, chi sta praticando la disciplina yogica insieme a me.

Livelli ultimi, *nirvikalpa samadhi*

Nirvikalpa samadhi è lo stato di supercoscienza più alto, profondo ed estremo della meditazione yogica. L'esperienza extracorporea è totale.

Il mio corpo sottile vive con *tutta la sua presenza totalmente immerso* nella dimensione spirituale divina.

In meditazione yogica profonda, quando mi ritiro isolato nella mia tenda, ho esperienze extracorporee totali, in cui non ho alcuna percezione della mia fisicità. Sono totalmente *altrove*. Posso vedere il mio corpo nella dimensione terrena, in *animazione sospesa*.

Io con il mio corpo sottile sono ed esisto solamente *altrove*, allo stesso modo che nell'estasi (e in modo analogo in *premorte*).

Il mio corpo sottile = il mio Io cosciente si immerge nell'altra Coscienza. Il mio pensiero personale terreno cessa del tutto. Il mio essere si fissa, si assorbe, si dissolve completamente nel *pensiero* di Dio. Si unisce al Divino. E il Divino solo esiste.

Conclusione

In base alla mia personale esperienza posso concludere dicendo che:

- Tutte le esperienze extracorporee, anche se hanno modalità differenti, si equivalgono nel senso che la dimensione in cui il corpo sottile va a trovarsi è nei tre stati la medesima.
- Che in estasi mistica il corpo sottile ha esperienza extracorporea totale e il corpo fisico è in condizione di *animazione sospesa*. In *nirvikalpa samadhi* il corpo sottile ha esperienza extracorporea totale; il corpo fisico è in condizione di *animazione sospesa*.

Questi due stati quindi si equivalgono. Ma si equivalgono anche allo stato di *premorte*.

In *premorte* il corpo sottile ha esperienza extracorporea totale. Se l'esperienza avviene in stato di *cadavere freddo*, il corpo fisico è in condizione di *animazione cessata, drasticamente interrotta*.

Se l'esperienza avviene in stato di *cadavere caldo*, il corpo fisico può essere in condizione di *animazione sospesa, cessata, interrotta* (ma non ancora *drasticamente*).

Un grande privilegio

Le esperienze di *premorte* avvennero dal '70 al '74, immediatamente dopo la morte del mio maestro.

Lui avrebbe desiderato avere più anni di vita a disposizione per potermi *forgiare meglio*. "Il ferro – diceva – per riuscire a forgiarlo si deve scaldare e riscaldare più e più volte. A me non sarà dato di starti vicino così a lungo, cioè fino a poterti forgiare del tutto. Tanta strada sulla via spirituale la dovrai fare solo, senza la mia guida e il mio sostegno, con il tuo sforzo personale. Da solo dovrai imparare ad abbandonarti in Dio. Da solo dovrai migliorarti sempre di più, per arrivare alla *trasformazione*, alla liberazione, all'illuminazione. Per avvicinarti a conoscere l'Inconoscibile, attraverso la meditazione e la preghiera, devi diventare spiritualmente forte come l'acciaio, così che dal tuo profondo possa emergere il Sé, chi veramente Tu sei. Affidati sempre al tuo Mantra, a Dio!".

Anche le esperienze di *premorte* mi sono state di estremo aiuto e sono servite a forgiarmi.

Tutte queste esperienze sono un grandioso privilegio e un dono del Signore, che attraverso di esse mi ha dischiuso le Sue *finestre sull'Aldilà*. Mi hanno aiutato a *trasformarmi*, coltivando la nostalgia struggente di Dio e dell'unione totale e definitiva con Lui.

Da allora, ho avuto la grazia di essere in un quasi continuo stato di *uscita dall'io*, a vari livelli di *samadhi*, dove – come ho detto – vedo l'agire del mio corpo, ma non sono io che agisco, io sono *altrove*...

Dio per me è onnipresente. La mia costante unione interiore con Lui mi concede il dono della compassione, della partecipazione alle esperienze di tutti gli esseri viventi.

LIBRO TERZO

Dialogo con il maestro

Domande al maestro

"...E a un maestro chiese: 'Parlaci dell'insegnamento!'. E lui disse:
'Nessuno può insegnarvi nulla se non ciò che già sonnecchia nell'albeggiare della vostra conoscenza. Il maestro che cammina all'ombra del tempio, tra i discepoli, non elargisce la sua sapienza, ma piuttosto la sua fede e il suo amore. E se davvero è saggio, non v'invita a entrare nella dimora del suo sapere, ma vi guida alla soglia della vostra mente.
L'astronomo può dirvi ciò che sa degli spazi, ma non può darvi la sua conoscenza.
Il musico può cantarvi la melodia che è nell'aria, ma non può darvi l'orecchio che fissa il ritmo, né l'eco che rimanda il suono.
E colui che è esperto nella scienza dei numeri può descrivervi il mondo del peso e della misura, ma oltre non può condurvi.
Poiché la visione di un uomo non presta le proprie ali a un altro uomo.
E così come ognuno è solo nella conoscenza di Dio, ugualmente deve in solitudine conoscere Dio e comprendere la Terra'"[99].

KAHLIL GIBRAN

Che cosa è l'illuminazione?

Quando san Francesco d'Assisi chiese al Signore: "Chi sei, Tu?", Lui che non risponde a filosofi superbi, *sapienti* e *intelligenti* all'umile Francesco rispose non con ragionamenti, che sono degli uomini, ma con la Sua illuminazione. Gli mostrò con una fiaccola l'abisso della grandezza divina e lo sprofondo della miseria umana. Nel Vuoto che ci circonda, nell'Abisso di Dio, Francesco comprese il vuoto e l'abisso che noi siamo.

[99] Kahlil Gibran, *Il Profeta*, Edizioni SE, Milano 1985, p. 71.

Così fu da Dio illuminato. Da quel momento in poi, *morì a se stesso e nacque a nuova vita.*

Rinascere. Ecco che cos'è l'illuminazione. Morire per risorgere.

L'idea di lasciare il vecchio per il nuovo spaventa l'uomo, è un'*avventura* ignota. Illuminazione è l'esperienza del risveglio alla vita dello spirito, è la resa a Dio. È far morire l'ego. La conseguenza di questo *morire* a se stessi è "la grande vita", nella pace, *shanti*, e nella libertà. Non siamo corpo mortale, ma coscienza imperitura.

Gesù ha detto:

"Chi ama la sua vita la perderà, e chi perde la sua vita la troverà".

La nostra iniziazione – il Battesimo cristiano – è "rinascere dall'acqua e dallo Spirito Santo". Immergersi nell'acqua per annegare (morire) e risorgere a "vita nuova". A Nicodemo, che andò a trovarlo di notte per paura dei giudei, Gesù disse:

"Se uno non rinasce dall'alto, non può vedere il Regno di Dio. Se uno non nasce da acqua e Spirito, non può entrare nel Regno di Dio".

L'illuminazione è dentro di sé. L'averla dipende da se stessi.

All'illuminazione si può arrivare da soli, senza un maestro che illumini, senza un guru *che dissipi le tenebre?*

In questa breve vita terrena dobbiamo tener conto del tempo. Per andare più in fretta, serve un maestro umano che ci apra gli occhi sulla vera realtà, che ci illumini, perché si possa comprendere. Come fece l'unico e il solo Maestro, il Signore, con Francesco. L'illuminarsi dipende dal discepolo. In questo senso si arriva da soli all'illuminazione. La guida affianca, indica, sostiene, ma la meta la si raggiunge da sé. Nessuno può fare l'esperienza per noi. Nessuna guida permetterà che ci si aggrappi a lei fino alla meta. A un certo punto bisogna scegliere: lavorare su se stessi o rinunciare.

La vita porta affronti, ingiustizie, dolori, sofferenze... Dobbiamo sempre "porgere l'altra guancia"?

L'evangelico principio del *porgere l'altra guancia* va interpretato alla luce del vero amore. Se ci colpisce un nostro simile, l'ego si inalbera e ci spinge a reagire. In molte situazioni della vita è necessario imparare a esercitare l'autocontrollo. Una reazione che comporti sentimenti altrettanto negativi di quelli dell'offesa danneggia, prima di tutto, la nostra dignità umana e molto di più di quanto non abbia fatto l'onta ricevuta. Far valere i nostri diritti, certo, ma senza perdere di vista l'amore. Chi fa del male agli altri lo fa a se stesso: tutto ritorna all'origine, nel male e nel bene. È la legge naturale.

Pensiamo al *discorso della montagna* (beati i poveri, i miti, i misericordiosi...) e al *Padre nostro*... Non si ha bisogno di difendersi, di far uso della forza se si ha fede e fiducia nella vita. "Porgere l'altra guancia" è non agitarsi, non reagire con rabbia e alla cieca, con impeto e violenza, con spirito di vendetta.

Se a colpirci è la vita, con le sue *croci*, ci è tremendamente difficile comprendere che tutto, anche quello che ai nostri occhi appare disgrazia, "è *manifestazione* del Signore"[100], come ha detto Gesù.

Nel mistero della sofferenza ciò che deve sorreggere è la certezza che nessuna disgrazia è pena per un reato e tantomeno castigo o punizione divina. Nella vita tutto è armonia, potremo comprenderla quando saremo nell'Armonia.

Paradossalmente, proprio nell'assurdità della vita, in ciò che noi scambiamo per imperfezione nell'operato di Dio, dobbiamo scoprire la Sua perfezione e il Suo amore. Il Signore vede il tutto. Noi uomini scorgiamo solo l'immediato, e scambiamo le frange con il tutto.

Agli affronti della vita reagiamo con angoscia, disperazione, senso d'impotenza, piangiamo su noi stessi pensando a noi. E così diventiamo sempre più fragili, deboli. L'ego si ribella, si rivolta, accusa Dio, si sente vittima impotente e grida vendetta.

Non ha alcun senso nelle disgrazie chiedersi "perché proprio a me e non a un altro?". Il dolore, la sofferenza – anche quella di un innocente – fanno parte della vita, delle profondità della vita.

Com'è possibile combattere, sconfiggere, eliminare i nostri sentimenti negativi? Era difficile perfino per i santi!

Il male morale e spirituale nella vita dell'uomo proviene da ciò che di negativo si trova nella sua dimensione interiore. Per combatterlo, dentro di noi ci sono risorse insospettate, armi potentissime: benevolenza, carità, compassione, amore disinteressato, meditazione, preghiera... Evolvendosi spiritualmente, si scoprirà che quanto vive ci è *fratello*. Aumenterà la nostra responsabilità di condividere la sofferenza altrui, come fece Gesù.

[100] Giovanni 9,3.

I sentimenti negativi si possono eliminare, se si acquisisce un sentimento di compartecipazione alle prove e agli sforzi ai quali ogni creatura è soggetta durante il cammino della vita. È soprattutto attraverso la compassione che si possono sconfiggere i sentimenti negativi, compresi quelli che provengono dall'affannoso identificarsi con cose terrene e dall'aggrapparsi a esse. Nella compassione si eliminano dall'animo odio, vendetta, gelosia, avidità, invidia, rancore, arrivismo, inciviltà, l'ignoranza che porta alla meschinità. È con il nostro sforzo costante che possiamo avere il sopravvento su quelli che sono gli autentici nemici dell'uomo: i prodotti dell'ego.

Che cosa è il peccato?

È un rapporto sbagliato con se stessi, con il Sé, con Dio. La totale assenza di Dio nel cuore e nelle azioni degli uomini. È un realizzarsi senza Dio.

Siamo fatti a immagine e somiglianza del Creatore: peccato è perdere il contatto con l'Immagine e Somiglianza, con la nostra Icona, invece che rispecchiarci in Essa e agire alla Sua presenza.

Sant'Agostino ha dato due definizioni di peccato:

- "Amore di sé fino al disprezzo di Dio"
- "Una parola, un atto, o un desiderio contrari alla legge eterna"

Cerchiamo, quando sbagliamo, di fare progressi nella nostra capacità di pentimento, in quella di chiedere perdono a noi stessi prima di tutto, agli altri, a Dio. Progrediamo nell'umiltà e nell'amore. Solo così conquisteremo le mete più importanti.

La spiritualità talvolta è minacciata dal male. Perfino Gesù è stato tentato...

Il problema del male è misterioso. Affrontarlo, e magari pretendere di risolverlo, è impossibile. Ed è difficile persino parlarne, tranne che a dire con san Paolo: "Tutte le cose concorrono al bene di coloro che amano Dio".

Quello del male, degli spiriti del male, del male personificato, del maligno, del diavolo è oggi un tema molto attuale. C'è chi crede nel diavolo per non credere in Dio. Chi crede nel diavolo e non crede in Dio. Chi *vende* la propria anima, barattandola con cose terrene, le più ambite, come successo, danaro, fama, piaceri... Certe sette, che oggi proliferano, *asportano chirurgicamente* Dio dal cuore delle persone, che si lasciano sottoporre a questa drastica operazione. Presso tutte le civiltà sono presenti le *forze oscure*, le *potenze occulte del male*.

Ogni individuo ha misteriosamente in sé un lato luminoso e uno tenebroso e prevale in lui o l'uno o l'altro. È portato ad attingere nella dimensione chiara e in quella oscura, è attratto allo stesso tempo dalla luminosità e dal buio. È la propria volontà che, come nei piatti di una bilancia, può far prevalere l'uno piuttosto che l'altro.

Ma dentro l'uomo, altrettanto misteriosamente, esiste anche un buio ancestrale, che risale chissà a che cosa, a dove, a quando. C'è un buio profondo che talvolta riesce ad assorbirlo, spesso suo malgrado, e a risucchiarlo come in un vortice perverso.

Sia la religione che la scienza (psicologia, ecc.) devono adoperarsi, ognuna con i mezzi a sua disposizione, affinché mente, pensieri (conscio, subconscio, inconscio) dell'individuo possano diventare più luminosi ed equilibrati.

La Chiesa, per aiutare in tutto questo, possiede un patrimonio di mezzi spirituali e di esperienza bimillenaria. Spesso però è assente, o non vuole ammettere, vedere... Essa ha il dovere di scendere verso quelle creature che si sentono nelle tenebre, possedute dal male, minacciate, tentate, perdute, quasi in ostaggio e in balia di forze oscure, estranee al loro essere. Forze negative che spesso sono anche conseguenza di pensieri negativi, quelli che corrodono la mente e l'animo dell'uomo, come rancori, odi, invidie, gelosie...

Grazie a Dio, ci sono oggi tanti maestri e pastori d'anime che sanno curare, guarire anche queste ferite e *liberare dal male*, in tutti i suoi aspetti, anche i più misteriosi.

Oggi si parla tanto di karma...

Il termine *karma* (dal sanscrito *kri*, fare, azione) indica sia l'azione mentale o fisica, sia la conseguenza di un'azione mentale o fisica, sia la somma di tutte le conseguenze di tali azioni in questa vita o in una precedente. Karma rappresenta la catena di cause ed effetti nel mondo etico.

Le Scritture indù spiegano la legge equilibratrice del karma come una legge naturale di azione e reazione, di causa ed effetto, di semina e raccolto. Ciascun uomo, secondo il corso della giustizia naturale, attraverso il proprio agire e i propri pensieri, diviene il fautore e il plasmatore del proprio destino. Ogni uomo – il cui Sé superiore è cosciente dell'equilibrio cosmico e delle sue dinamiche – plasma il proprio destino in base alla conoscenza delle leggi universali. Tutte le energie che egli metterà in moto, in modo saggio oppure dissennato, ritorneranno a lui, con effetto boomerang.

Il sistema yoga, come altre scuole filosofiche, sostiene che la nascita di ogni creatura su questo pianeta è giusta compensazione o giustizia riparatrice, di vite precedenti, è una nemesi (così come la nemesi nella storia temporale degli uomini).

La vita attuale, che è data all'uomo da vivere, dev'essere un'evoluzione nel bene, e costituisce per lui un'occasione per... saldare vecchi debiti. Essa non è che un anello di una catena di vite che egli dovrà vivere, fino a quando non scoprirà la sua vera natura divina e si realizzerà in Dio.

Nel corso della sua vita terrena, l'uomo deve agire nel bene e per il bene, in modo da accumulare meriti (cioè *potere* per una sua vita futura) che lo possano riscattare definitivamente, e per avere la possibilità di rompere la catena di rinascite, che altrimenti lo aspetterebbero, e per non dover più reincarnarsi in un corpo fisico.

Yogananda, maestro indù, dice:

"Quali che siano le energie che l'uomo, saggiamente o stoltamente, ha messo in moto, esse ritorneranno a lui quale proprio punto di arrivo, come un circolo che inesorabilmente completa se stesso. La comprensione del karma come legge di giustizia serve a liberare la mente umana dal risentimento verso Dio e l'uomo. Il karma di un uomo lo segue da un'incarnazione all'altra, finché non sarà soddisfatto o trasceso spiritualmente"[101].

Nel Salmo 7 della Bibbia sta scritto:

"L'empio che produce ingiustizia, concepisce malizia, partorisce menzogna, scava un pozzo profondo e cade nella fossa che ha fatto; la sua malizia ricade sul suo capo, la sua violenza gli piomba sulla testa"[102].

E l'Apocalisse dice:

"Il vincitore lo porrò come una colonna nel tempio del mio Dio e non ne uscirà mai più"[103].

La Chiesa cristiana primitiva accettava il principio della reincarnazione e sostenitori di questa teoria erano numerosi Padri della

[101] Paramahansa Yogananda, *L'eterna ricerca dell'uomo*, cit., p. 447.
[102] Salmo 7,15-17.
[103] Apocalisse 3,12.

Chiesa, ma questa dottrina venne in seguito definitivamente dichiarata eretica.

Comunque sia, eresia o non eresia, accettazione o rifiuto di una teoria piuttosto che di un'altra, rimane il fatto che noi uomini non possiamo stabilire un bel niente. Alcune delle nostre teorie colpevolizzano innocenti. Altre erigono Dio a severo giudice e vendicatore. Sta di fatto che – come già abbiamo detto – siamo noi uomini i maggiori responsabili, plasmatori e fautori delle nostre vite e di quelle future.

Non fare agli altri ciò che non vorresti fosse fatto a te. Ama il prossimo tuo come te stesso. Tutto questo significa fare, agire, restituire, rimborsare, incassare karma. Sarebbe interesse nostro mettere in pratica questi comandamenti sempre e verso l'intera creazione, che è tutta divina e nel pensiero di Dio perfetta.

Se nel meccanismo della catena di vite umane ci fosse bene soltanto, bene verrebbe generato e sarebbe un ciclo continuo. Ogni tipo di agire ha le sue relative conseguenze, a *livello individuale* (fisico, morale, mentale, psichico, spirituale, ecc.), a *livello sociale* (violenze, guerre, omicidi, tradimenti, rapine, ecc.), a *livello cosmico* (inondazioni, alluvioni, buchi nell'ozono, inquinamenti, siccità, uragani, cicloni, terremoti, ecc.).

Se si contrae un debito, lo si deve restituire e anche con gli interessi. Se si fa il bene, bene verrà restituito. Se si ottiene bene, bene si deve restituire. Se ogni individuo nel corso della propria esistenza dispenserà bene, quando si troverà nel bisogno riceverà quanto ha seminato. E se nessuno spezzasse questa catena... su questa Terra esisterebbe solo felicità.

Reincarnazione o risurrezione? Molti si pongono il quesito...

Porsi tante domande su come sarà *dopo* è inutile, non si arriverà a risolvere il mistero. Una cosa è certa: quanto facciamo in questa nostra vita, quanto impariamo sulla Terra, ciò che combiniamo quaggiù costituirà patrimonio per *dopo*, per la nostra vita futura. Ciò che dovremmo fare perciò è accumulare patrimoni di bene, di cognizioni, di sapere e non patrimoni di male, di soldi, di ricchezze e di capitali. È su questo, soprattutto, che il nostro spirito si deve concentrare. Quello che è davvero importante per noi è operare il bene, istruirci per migliorare, progredire per evolverci. Tanto più cospicuo sarà il nostro capitale spirituale (l'unico potere che ci è concesso di portarci sempre appresso) tanto più grande sarà il nostro *potere*.

Lasciamo pertanto sospesi gli interrogativi; il nostro compito è quello di evolverci qui sulla Terra.

Reincarnazione, risurrezione, premio, castigo?... Ogni religione deve insegnare nella gioia e non nel terrore. Eliminiamo dalla nostra mente teorie di dannazione eterna. Un giudizio, una giustizia ci saranno, ma lasciamo che tutto avvenga nell'Amore di Dio. Se poi l'amore divino ci darà la possibilità di ricominciare... *risorgeremo*, ma non pretendiamo di sapere *come*!

Sull'aldilà ogni religione ha le proprie idee...

Gesù usa allegorie gioiose per descrivere il Paradiso: nozze, banchetto, Città santa. Per il cristiano Paradiso è sinonimo di Dio, presenza di Dio. Non è un *luogo* in cui egli andrà, ma una *condizione* in cui la realizzazione umana sarà assoluta. Diceva sant'Ignazio di Antiochia:

"Quando sarò là, allora sarò completamente uomo".

Per l'Islam il Paradiso è luogo pieno di delizia, castelli bellissimi, banchetti, giardini verdi. È godimento. Ma il Corano fa presente che usa questi termini per far comprendere con similitudini ciò che non può essere descritto con parole.

Ciò che infine aspetta ogni creatura è *paradiso*: mistero, santità, luce, beatitudine, Dio. Nelle mie cinque esperienze di *premorte* ho potuto comprendere che il corpo non è solo realtà fisico-spaziale, ma può diventare corpo glorioso e trasfigurato. E trasfigurata diventa anche la *sua* vita, tutta la realtà sublime, tutte le sue opere, ogni tipo di arte comprese musica, pittura, architettura... Anche tutto il creato si trasfigura. Il *Paradiso-Presenza di Dio* sarà quindi non solo luce, bellezza, ma anche tutto ciò che ha costituito la *nostra* realtà. Sarà presenze, voci, sorrisi, mani tese nell'accogliere chi arriva, sarà colori e profumi... Sarà *tutto*, nell'essenza. Il Paradiso accoglierà in sé l'essenza di ogni essere, ogni persona, ogni arte, ogni musica, tutte le cose, le piante e i fiori, ogni animale...

Papa Paolo VI, a un bambino che disperato piangeva la morte di un suo amico animale, ha detto:

"Non ti preoccupare! Lo ritroverai un giorno nel mistero di Cristo".

Noi uomini abbiamo dato a Dio tanti nomi, ma è Uno, ci ama tutti e ci aiuta, buoni e meno buoni. Ci attende benevolo e un giorno risorgeremo in Lui, l'Unico, e Lo vedremo.

Anche nella cultura induista si trova quest'aspirazione. Gandhi diceva:

“Quello che desidero raggiungere, quello che mi sforzo e mi tormento di raggiungere è vedere Dio, faccia a faccia. Per questo vivo, mi muovo ed esisto”.

Ci sono dei versi di una poesia di Papa Wojtyla che recitano:

“Sono un viandante sullo stretto marciapiede della terra e non distolgo il pensiero dal tuo Volto, che il mondo non mi svela”.

Perché la morte fa tanta paura?

Perché l’uomo non ne conosce niente; nulla gli è chiaro della morte. L’idea lo terrorizza poiché l’ignoto spaventa l’istinto umano. Chi ha avuto esperienze extracorporee, di *premorte*, non ne ha più paura.

Sulla morte il Creatore ci istruisce in tutte le notti della nostra vita. Quando dormiamo ci toglie la coscienza della fisicità e ci dà la possibilità di imparare che non ci identifichiamo con il corpo.

Il libro della Sapienza indica che la morte è pura illusione:

“Le anime dei giusti sono nelle mani di Dio, nessun tormento le toccherà. Agli occhi degli stolti parve che morissero... ma essi sono nella pace... e sperano in una vita piena di immortalità”[104].

Per Maulânâ Rûmi “la morte è il nostro matrimonio con l’eternità. Qual è il suo segreto? Iddio è Uno”[105].

Nelle parole di Gesù la morte è sempre unita alla risurrezione. Per un cristiano è un “dormire con Cristo”, per risvegliarsi nella vita eterna in Dio. È l’inizio di una vita nella pienezza.

È soltanto il nostro corpo “che ritornerà alla polvere dalla quale fu tratto, ma lo spirito ritornerà a Dio che lo ha dato”[106].

“Il corpo muore. Il corpo è semplicemente ciò che l’anima possiede. È il suo involucro. L’anima prosegue la sua vita”[107].

Più chiaro di così!

Praticando lo yoga si impara a guardare in se stessi, nel Sé, alla vita per trovare il proprio *centro di gravità permanente*. A passare attraverso l’esistenza con meno legami. A comprendere anche la morte e vederla con maggiore serenità. San Francesco la chiamava *sorella*.

[104] Sapienza 3,1-4.
[105] Eva de Vitray-Meyerovitch, *I mistici dell’Islam*, cit., p. 234.
[106] Qoèlet 12,7.
[107] Indiani d’America, *Il Grande Spirito parla al nostro cuore*, cit., p. 50.

Ogni popolo ha un suo modo di comportarsi di fronte al cadavere. C'è chi lo seppellisce, chi lo espone ai venti e agli avvoltoi, chi lo brucia, chi lo getta in mare. In India c'è chi va a morire in determinati luoghi sacri. C'è un modo preferibile a un altro?

Naturale sarebbe avvolgere il corpo in un lenzuolo e seppellirlo tra le braccia di Madre Terra, che conserva, purifica, distilla, trasforma. *Terra sei e terra ritornerai*. Però la Terra lo trasforma lentamente. Meglio allora il fuoco, una fiammata e il corpo diviene cenere. *Cenere sei e cenere ritornerai*. La cremazione è un metodo igienico e pratico.

Fino a quando la materia si sta trasformando, lo spirituale *pesante* talvolta le rimane ancora misteriosamente legato. Quando un corpo brucia, il distacco della sua parte sottile dalla Terra è più veloce, se così si può dire.

Il complesso processo della morte è lento e sconosciuto. Per dare la possibilità ai corpi sottili di separarsi del tutto dal corpo fisico, presso la maggioranza dei popoli si lascia giacere il cadavere sopra la terra per un minimo di tre giorni.

Riguardo i cosiddetti *luoghi sacri*, sulla Terra esistono *punti particolari* dove, per un complesso di fattori (energie diverse, linee di forza che si intersecano, forze magnetiche, ecc.), l'attrazione tra fisico e sottile è minore che altrove. In questi *luoghi speciali* anche il pregare e il meditare diventano più facili, perché lo spirito si sente meno imprigionato dalla fisicità del corpo, più libero di elevarsi.

In India c'è la convinzione che in questi luoghi i corpi sottili si distacchino con minore difficoltà e più in fretta dalla materia corporale, perciò si possono dirigere più speditamente verso quanto gli è congeniale.

Un tempo, l'istinto dell'uomo gli permetteva di individuare con facilità questi luoghi e lui vi erigeva, per esempio, i suoi edifici sacri. Oggi per individuarli sono necessari studi, calcoli, tecnologie.

Fare violenza alla vita umana, distruggerla, per esempio con l'omicidio o il suicidio, manipolarla, profanare un corpo, mutilarlo o modificarlo (come oggi viene fatto, per esempio, con i trapianti). Che cosa può comportare questo, secondo il tuo punto di vista, per un'anima?

L'essere umano dovrebbe poter morire di morte naturale e accettata.

Una morte non accettata o procurata costituisce in ogni caso grande sofferenza per uno spirito. Sia per quello di colui che riceve violenza, ma anche per quello di chi apporta qualsiasi tipo di violenza, oppure con il suicidio fa violenza a se stesso.

A Roma ho visitato le catacombe: lì ho avvertito un'atmosfera serena, c'è pace, tutto sprigiona amore. I martiri per la fede accettavano la morte per Cristo.

Alle Fosse Ardeatine, dove hanno trovato morte violenta centinaia di innocenti, ho provato invece sensazioni terribili, di angoscia, di ansia, udivo lamenti, sentivo ogni cosa impregnata di umana sofferenza. Ho vissuto a lungo in una grotta vicino al Monte Grappa, ho avvertito il tormento di anime vaganti di soldati morti in guerra, vittime della violenza e dell'odio tra uomini.

Chi viene fatto morire, viene ammazzato, muore per morte non naturale, si ammazza; oppure chi muore disperato, non è rassegnato alla morte, non accetta di morire, in punto di morte emana sofferenza. Queste profonde vibrazioni negative, emesse involontariamente o volontariamente, vanno a impregnare ciò che gli sta intorno, persone, cose... tutto.

Quanto si è detto può essere causa dell'esistenza di cose negative, che "portano male", di maledizioni, ecc.? E viceversa: di cose impregnate di positività, che "portano bene"?

Ciò che nel bene e nel male una persona emana nell'arco della vita, e nell'istante della sua morte, influisce su quanto la circonda, sia su cose che persone. Tutto può venire caricato nel positivo e nel negativo, in modo conscio oppure inconscio, volontario o involontario.

Esistono vibrazioni di bene: bene-dire, bene-pensare, bene-fare. Ma anche viceversa. Ci sono persone maledette (per esempio: da qualcuno, in punto di morte o durante la vita per qualche sgarbo) e quelle benedette (anche per riconoscenza; un tempo i mendicanti ringraziavano dicendo: "Iddio ti benedica e ti renda merito"). Esistono personaggi malefici, i cui pensieri e azioni negative trasmettono maleficio, stregoneria, malocchio. Ma anche persone benefiche, che fanno esattamente il contrario.

Ci sono talismani, ambienti, mura caricati positivamente, altri negativamente. Oggetti impregnati di negatività, ma anche oggetti impregnati di positività come, per esempio, reliquie di santi o immagini sacre che hanno incamerato la forza della preghiera dei devoti.

Uno scudo potente tra noi e tutte le negatività possibili è costituito dalla Luce di Cristo.

Oltre ai vivi, anche gli spiriti possono influire negativamente o positivamente sulle persone, gli ambienti, le cose?

L'invisibile *mondo degli spiriti*, il *mondo degli antenati*, così presente e importante presso i popoli da noi detti *primitivi*, viene trascurato nelle nostre "civiltà". Perfino dalla Chiesa ormai. Di antiche verità di fede, come la *comunione dei santi*, quel legame mistico tra vivi e defunti, la Chiesa parla poco.

Coloro che in vita ci hanno amato, che sono morti, sono tuttavia presenti anche se invisibili, con amore ci seguono, ci aiutano e si evolvono nell'aldilà. Quando noi di *Yogarmonia* siamo in meditazione, anime buone di spiriti, che in vita ci hanno voluto bene e continuano a volercene, aleggiano su di noi, lo posso garantire.

Raramente viene rammentato che non solo i vivi, ma anche gli spiriti dell'aldilà possono interferire, e interferiscono, in vari modi nella nostra vita, e nel bene e nel male.

Qualche tempo fa, ma non è l'unico caso, una signora mi raccontò di essere ricorsa al suo parroco: "Mi dia una benedizione – gli aveva chiesto –, sono angosciata, avverto forze di spiriti negativi sopra di me". Ma quel prete, che di altre dimensioni non aveva alcuna percezione, aveva risposto: "Ma quali forze negative! Le uniche cose negative sono i peccati!". Senza comprendere che le persone vanno prese sul serio, in special modo se hanno esperienze diverse dalle proprie.

Un'altra persona mi confidò, turbata, che un coinquilino si era suicidato buttandosi dalla finestra ed era caduto sul suo terrazzo. Da quel momento lei aveva perduto la pace. Anche se era trascorso già del tempo, continuava ad avvertirne la presenza negativa, che la disturbava profondamente. "Lo sento sempre là – mi disse – che vaga ancora, pieno di tormento". Le chiesi come mai non si fosse confidata col suo parroco. Rispose che, conoscendolo bene, era certa le avrebbe riso in faccia. "Cretinate!", avrebbe sostenuto. La consigliai di pregare con pietà e forza per quell'anima vagante, di trasmetterle amore e luce per aiutarla ad andarsene nella pace del Signore. Poco tempo dopo la persona mi riferì che tutto era ritornato sereno.

Spesso ci si sente chiedere con stupore: "Ma come, sei cristiano e fai yoga?!"

Quante storie! Se il telefono l'avessero inventato gli esquimesi, sarebbe adatto e utile solo per loro? Lo yoga è una delle vie spirituali dirette alla conoscenza di Dio; ogni via spirituale che sia diretta alla conoscenza di Dio può venire chiamata yoga. Lo yoga, quindi, non è affatto prerogativa induista, è universale! Tutti coloro che sulla Terra aspirano all'esperienza mistica, all'unione con Dio, sono degli "yogi".

Se noi lo adattiamo alle norme cristiane, è ottimo anche per le nostre esigenze spirituali. È il nostro Credo, il messaggio di Cristo, che deve illuminare uno yoga che faccia per noi. Quest'antica disciplina diviene così a *nostra* perfetta misura, un *modo di ESSERE* alla luce di Gesù.

Noi, in questa parte della Terra, siamo di Cristo, perciò dobbiamo fare uno yoga che sia di Cristo.

Alcuni ritengono che lo yoga sia una moda...

E tutto perché molto spesso non si conosce lo yoga, si pensa sia una ginnastica salutista, comunque un modo di *fare* anziché di *essere*. Oggi va tanto di moda *fare* Hatha Yoga, lo yoga del corpo, il primo gradino. "Oh, ma com'è bello *fare* yoga. Come si sta bene dopo aver *fatto* un'oretta di yoga!".

Non confondiamo le cose! Yoga non significa fare per un po' di ginnastica, asana, pranayama, ecc. È *anche* questo.

Ma prima di tutto yoga è un modo di *ESSERE*, di *comportarsi*, *vivere*. C'è tanta gente che non sa nemmeno che cosa sia, eppure, con il suo modo di essere e di vivere, lo mette in pratica dalla mattina alla sera.

In alcuni individui si manifestano talvolta facoltà particolari. Sono sempre esperienze autentiche? Come è possibile riconoscere se lo sono o meno?

Tanti grandi mistici hanno vissuto esperienze autentiche, manifestazioni divine (voce interiore, apparizioni, bilocazione, sogni premonitori, scrittura automatica, stigmate e altro ancora) con la certezza dell'intervento di Dio nella loro vita.

Nell'ascesi, nelle discipline spirituali, può accadere che *qualcosa si risvegli* in un individuo. Tutti i maestri spirituali raccomandano ai discepoli la prudenza e l'umiltà di fronte a facoltà o fenomeni particolari, che possono manifestarsi durante il cammino mistico, come la capacità di leggere il pensiero, di prevedere il futuro, di vedere in altri corpi, di apportare guarigioni, di *viaggiare* fuori dal proprio corpo fisico, di *vivere* stati di supercoscienza che permettono dimestichezza con altre dimensioni, l'accesso ad ambiti cosmici, spirituali. Oppure l'apertura in sé di canali prima sconosciuti, il risveglio di forze occulte che permettono di far muovere o materializzare oggetti, ecc.

Ma anche al di fuori di un cammino spirituale si possono avere manifestazioni di vario genere, tipo apparizioni o altro, e possono riguardare individui che su Dio sono *ignoranti*, oppure bambini. Alcune facoltà si manifestano inspiegabilmente anche in persone che non sono affatto alla ricerca di Dio. Per esempio, dopo risvegli da stati di coma profondo, per effetto di un trauma, per un improvviso stato di forte emotività.

Perciò talvolta, anziché di esperienze mistiche autentiche, potrebbe trattarsi di manifestazioni pseudo-spirituali, dovute anche a una psiche influenzabile. Queste *forze*, o facoltà particolari, non sempre sono *divine manifestazioni*, potenzialità di natura *soprannaturale*. Molto spesso esse fanno semplicemente parte del mondo fenomenico e anziché migliorare un individuo lo possono addirittura confondere, specie se questi lascia prevalere il proprio ego.

Come è possibile discernere esperienze autentiche da esperienze ingannevoli? Non sempre è facile, ma una cosa è certa: un individuo spiritualmente evoluto prima di tutto sa usare le proprie facoltà ordinarie così come quelle straordinarie per il *vero* bene di chi gli sta vicino, per la formazione spirituale di altri. Comunque sia, più ancora della convinzione del protagonista, valgono i frutti che gli interventi sopra-naturali producono. Questo è un criterio molto valido.

Attraverso la pratica costante di discipline particolari o con determinati esercizi finalizzati, yogici o sciamanici che siano, è possibile sviluppare certe facoltà latenti. Ogni creatura è divina, per cui ha in sé il seme addormentato di tutte le facoltà, comprese quelle cosiddette paranormali, sopra-naturali.

Comunque, è opportuno precisare che se non c'è contemporaneamente anche un autentico sforzo spirituale, con la sola pratica, con l'esercizio e lo studio non si consegue alcuna facoltà, né è possibile acquisirla.

Anche nel cammino yogico vi possono essere manifestazioni psico-fisiologiche, particolari epifenomeni o fenomeni accessori, che accompagnano i fenomeni corporei, intesi come fondamentali, senza peraltro alterarne o modificarne lo sviluppo. Su tanti libri di yoga si legge di esperienze mistiche particolari, che si possono avere, per esempio, in stati di meditazione profonda. Oppure di facoltà che la *Kundalini* risvegliata può produrre in un individuo. Anche qui è opportuno precisare una cosa fondamentale, che in genere non viene mai scritta nei libri di yoga.

La *Kundalini*, l'energia spirituale divina, cosmica, che ciascun individuo ha in sé, non si risveglia senza la benedizione di un autentico maestro spirituale. Senza il *guru*, e senza la sua benedizione e iniziazione allo yoga (per noi cristiani la riconferma della nostra iniziazione, il Battesimo) non c'è *Kundalini*, Grazia dello Spirito. In un cammino yogico, prima che la Forza spirituale si risvegli, si deve arrivare a certi livelli di spiritualità, oppure *essere come bambini*.

Se un individuo che segue discipline yogiche in base a libri fa esercizi di yoga e qualcosa in lui accade, si tratta soltanto di illusioni o al massimo di sensazioni prodotte in lui dal prana, dall'energia sottile che circola dentro al corpo vivificandolo, di qualcosa che non ha nulla a che vedere con la *Kundalini*, con la Forza spirituale divina risvegliata.

E chi pratica yoga questo almeno lo deve sapere; deve cioè sapere che non è certo facendo dei semplici esercizi di Hatha Yoga e di *pranayama* che la *Kundalini* si risveglia. Sono il maestro spirituale e il proprio sforzo personale a risvegliarla.

E se in un individuo, per un motivo o per un altro, qualcosa si risveglia, che cosa è opportuno fare?

La cosa più importante è trovare, se già non la si ha, una guida spirituale.

Se la manifestazione dello Spirito, in termini yogici *Kundalini*, si risveglia in un individuo che non ha maestro, costui può andare incontro a problemi vari, anche perché le persone in cui la *Kundalini si risveglia* – come è capitato a me da bambino – nella maggioranza dei casi non vengono comprese. Io, nella mia infanzia e giovinezza, ho avuto il grande dono del Signore di trovare subito un maestro spirituale in don Bordignon e poi nel mio *guru*, che mi hanno guidato.

La forza risvegliata dello Spirito è, in un certo senso, semplice da gestire se si ha la grazia di avere accanto un vero maestro. Basti pensare alla mia *avventura*. Se invece ci si affida a se stessi o a maestri non preparati, incapaci di gestire certe cose, perché non vivono né hanno vissuto le medesime esperienze, oppure a falsi maestri, tutto diventa delicatissimo e complesso.

Comunque sia, ogni fatto prodigioso che accade quaggiù fa parte sempre del misterioso disegno divino. Se qualcosa in un individuo si risveglia, e può anche accadere all'improvviso e magari per effetto di... una bella botta in testa, vuol dire che per il suo cammino serve così. Dio ha pensato di aiutarlo proprio con una bella botta! E anche una *spasemada* (uno scossone) può talvolta costituire un prodigioso aiuto divino, un primo passo verso un risveglio e una presa di coscienza, in modo che si incominci a capire e a fare le proprie scelte.

Che cosa pensi dei "pendolari" che passano da una religione all'altra?

Oggi sono tanti quelli che aspirano a *farsi orientali*. Si convertono ad altre religioni, convinti che quelle orientali siano molto meglio del Cristianesimo, che servano a vivere la "nuova religiosità". Sono persone senza dubbio alla sincera ricerca di Dio, ma raramente hanno discernimento critico, raramente sanno distinguere ciò che può arricchire e ciò che dev'essere rigettato.

E forse nemmeno conoscono a fondo la propria fede. La fede cristiana è in grado di rispondere a tutti i problemi più profondi dell'uomo.

A mio avviso, se uno non... sta bene dov'è, non deve attribuirne la colpa alla propria confessione religiosa, ma soltanto a se stesso, perciò passare da una parte a un'altra non gli servirà più di tanto. Ciò che invece è utile fare è trovare altrove un metodo per vivere meglio la propria vita spirituale, ma senza per questo dover sradicare le proprie radici.

Con lo yoga è possibile trovare un metodo per rinnovarsi nella propria spiritualità, fare esperienza di Dio, personale e trascendente.

Le tue radici sono cattoliche e venete. Hai incontrato altre religioni, tanti maestri. Non sei mai stato tentato di... passare altrove? Come convivono le tue radici cristiane con la disciplina orientale dello yoga?

Non ho mai avvertito la necessità di un cambiamento. Sono nato italiano, veneto, sono campagnolo, cristiano cattolico, e tale mi sono sempre sentito. Non mi è mai passato per la testa di tradire le mie origini. Mi sento un mistico, sono un *pazzo di Dio*. Ho girato un po' il mondo con infinite curiosità e il desiderio di arricchire la mia spiritualità, convinto che è anche così che si germoglia e si cresce.

Nella ricerca personale ci si può dissetare anche a fonti differenti dalla propria. Ma non ha senso perdere di vista la sorgente prima, accanto alla quale si è nati e cresciuti. La mia, la nostra realtà non è come tanti s'illudono, l'India o il Tibet o qualche altro luogo esotico orientale. Le nostre radici sono qua. Cerco di condividere con altri quello che ho dentro e anche tutto ciò che ho imparato altrove e che è servito ad arricchirmi.

Per il resto, rimango un campagnolo veneto che, alla luce di Cristo, insegna qui lo yoga, patrimonio spirituale universale.

Sulla convivenza tra Cristianesimo e yoga già ho detto. La ricerca di Dio che si fa attraverso lo yoga non dipende da latitudini o da longitudini, da leggi o da istituzioni, dall'avere una veste piuttosto che un'altra. È qualcosa che va al di là di luoghi, di tempi e religioni, di vesti e tonache.

C'è una relazione tra sciamanismo, o sciamanesimo, e yoga?

Lo sciamanismo, come lo yoga, si può anche definire *ecologia spirituale*, in quanto porta ad avere una visione dell'unione del tutto con il tutto. Tutto quanto esiste *è parente*. Gli sciamani nativi americani sostengono che *tutte le cose costituiscono una famiglia*. Tutto è nostro *fratello* o *sorella*, come dicevano anche Gesù e san Francesco...

Lo sciamanismo, come lo yoga, insegna che quello che noi reputiamo realtà non è che un puntino illusorio, che sfiora appena il mistero dell'Universo, la sua immensità e potenza. Inoltre, aiuta a sviluppare le potenzialità umane universali per governare salute e benessere psicofisico, poiché la salute è naturale e la malattia è uno squilibrio non naturale, che non fa parte della natura.

Similmente allo yoga, lo sciamanismo conduce lungo il sentiero che porta a raggiungere conoscenza, potere, *guarigione*. Tutti gli *uomini spirituali*, gli *uomini medicina*, gli *uomini sacri*, consci dell'indissolubilità tra corpo e spirito, possono essere definiti *sciamani*. E sciamano si può definire anche un medico vero, quello che ritiene la malattia una condizione spirituale oltre che fisica. La scienza medica può venire integrata e potenziata dai metodi sciamanici, tenuto conto della loro validità millenaria. Le genti primitive non possedevano alcuna conoscenza medica, ma per la salute e la guarigione avevano sviluppato le potenzialità divine della mente, l'*arte divina di guarire*. Tutti i popoli, anche se separati da secoli, da distanze, da culture, erano giunti a metodi e tecniche di guarigione simili tra loro.

Perché i metodi e le medicine sciamaniche hanno tanto effetto sulle malattie psicosomatiche? Perché uno sciamano (lo si può anche chiamare *carismatico con potere di guarigione*, o *wichasha wakan*, oppure *nganga* o con gli altri termini che abbiamo visto) può *andare dentro* alla persona, può *lavorare* con il suo spirito, ha il potere divino di farlo.

Nella malattia c'è sempre una componente spirituale, perché anche lo spirito della persona è misteriosamente disturbato. Oppure la persona ha qualche spirito che la tormenta. Oppure ancora, c'è qualche individuo che la danneggia perché la odia o addirittura le fa del male prendendola di mira con la sua malvagità.

Per la maggioranza dei medici queste sono semplicemente assurdità, perché per loro la malattia ha cause e *leggi* ben precise e stabilite.

Ma ogni *vero guaritore* è perfettamente a conoscenza che prima di tutto è lo spirito della creatura divina che va curato.

Che ne pensi di certe particolari manifestazioni tipo stigmate o altre simili?

Un pensiero costantemente concentrato su qualcosa, ossessionante, anche inconscio o latente, ossessivo, influisce sulla complessa psiche e la scolpisce, di conseguenza influisce sulla fisicità del corpo. La vita è anche una specie di *fotocopia* dei propri pensieri inconsci.

A questo proposito ricordo un episodio (studiato da uno psicologo), definito *esperimento della gattina di Nizza*. A Nizza è stata tenuta sotto osservazione una gatta, incinta, ossessionata da un topo che le sfuggiva sempre nascondendosi dietro a un sacco con sopra scritto: "1927" sormontato da una stella bianca. La caccia al topo durò per giorni, la gatta lo attendeva al varco, ma lui ogni volta le sfuggiva dietro a quel benedetto sacco. Quando nacquero i gattini, uno aveva sul pelo quel "1927" e la stella bianca, che si erano impressi profondamente sulla psiche di mamma gatta.

Talvolta anche le stigmate o simili possono non essere manifestazioni divine. Può trattarsi di manifestazioni provocate e impresse sul corpo o su qualcosa dalla propria mente, dalla psiche, quando il pensiero sia sempre concentrato su Gesù e la sua passione. Tale fenomeno riguarda in genere soltanto cristiani, o persone che conoscono Cristo. Ci sono non cristiani che hanno manifestazioni simili, ma collegate alla propria cultura.

Nel campo della religiosità non tutto è mistica, possono esservi anche "santi mentali". Non tutto è necessariamente garanzia di spiritualità, espressione di illuminazione, di santità.

E del fenomeno di persone che vivono l'intera vita senza alimentarsi? Oppure che fotografano Gesù? O che ricevono messaggi divini da divulgare?

Il corpo umano può essere prodigiosamente e divinamente alimentato da diverse *energie*, a noi sconosciute. In varie parti del mondo alcuni mistici hanno miracolosamente vissuto un'intera vita senza ingerire nulla. Tra i cristiani c'è chi si è alimentato solo dell'Eucaristia. Gesù stesso è stato per 40 giorni nel deserto senza mangiare né bere.

Un corpo viene anche alimentato, per esempio, dal prana, dall'energia cosmica che tutto pervade. Nello yoga ci sono tecniche che permettono di vivere a lungo senza nutrirsi.

Per quanto riguarda *fotografie di Gesù*, sue immagini che s'imprimono su pellicola, in alcuni casi si deve anche tener conto della misteriosa complessità della psiche umana, la quale è in grado (sono stati fatti numerosi esperimenti) di impressionare una pellicola fotografica.

Esistono persone che ricevono *messaggi divini* da divulgare, teologicamente validi. Ma non raggiungono le altezze universali della Parola di Gesù nel Vangelo, dove c'è già scritto ogni insegnamento, né aggiungono qualcosa di nuovo ed essenziale.

Molti di questi messaggi costituiscono moniti, avvertimenti. Per me è sinceramente difficile concepire Dio che si rivela con minacce, intimidazioni.

Comunque sia, tutto ciò che nel bene e per il bene accade sulla Terra di misterioso e di prodigioso fa parte delle imprevedibili e infinite vie che il Padre, il buon Pastore, sceglie per richiamare a Sé la Sua creatura, il figliuol prodigo, la pecorella smarrita... A ogni latitudine l'uomo, condizionato dalla mente, per credere meglio ha necessità di vedere, di toccare, come San Tommaso.

Le manifestazioni prodigiose dello Spirito dimostrano le mille e mille sfaccettature del diamante che è Dio e sono tutte occasioni per dire alla creatura umana: "Fermati! Io esisto. Io ti sono fedele".

E la fedeltà a Dio?

La fedeltà a Dio è vitale come il respiro.

Perché, per esempio, nella vita tanti falliscono? Perché sul più bello manca loro la fede e cedono.

La fede in Dio va oltre religioni e dogmi. È sempre e solo Lui, l'Uno, l'unico Dio di tutti.

Dalla fede nasce il sentimento religioso. *Chi ha fede diventa un pazzo d'amore per Dio*, dicono i sufi. Perciò ci sono coloro che piangono d'amore per Lui. Nella vita bisogna essere innamorati pazzi di Dio come lo si è di una donna. Questo è un passaggio straordinario da fare: sentire amore, passione, desiderio per Qualcuno che però non vedi, non senti, non tocchi, non sai nemmeno dove sia.

Però sai che esiste, che c'È.

Il cieco nato

Concludo il racconto della mia avventura di vita *narrando a modo mio l'episodio (anche oggi universalmente attuale, una vera perla) del cieco nato (Vangelo di Giovanni, capitolo 9).*

Gesù *passa* – racconta Giovanni nel suo Vangelo –, vede un cieco nato, ne sente pietà. E si ferma.

I suoi apostoli, tutti con gli occhi sani, che però ancora non ci *vedono* più di tanto, interrogano Gesù, *il* Maestro, curiosi e senza alcuna carità:

"*Rabbi, dicci un po', ma questo disgraziato è cieco perché ha peccato lui, oppure perché hanno peccato i suoi genitori*?".

A tutte le latitudini, l'uomo ha le stesse presunzioni. Di fronte a disgrazie parla di espiazione dei peccati, di *castigo di Dio*, oppure di colpe dei genitori che ricadono sui figli o di *legge del karma* e via dicendo.

Gesù mette subito le cose in chiaro:

"*Né lui ha peccato, né i suoi genitori. Come tutto, anche questo, che ai vostri occhi appare disgrazia, è* manifestazione *del Signore*".

La risposta di Gesù è potentissima. I suoi discepoli, pur camminando da tempo al fianco del Rabbi Gesù, sono ancora desolatamente ciechi!

Gesù, che conosce la pietà, la carità, la compassione, non perde tempo a chiedere o a chiedersi. Lui sa! Lui fa!

Sputa saliva in terra, la impasta con la polvere, la spalma sugli occhi al cieco e dice: "*Va'! Vai a lavarti!*".

E quell'uomo, senza chiedere o chiedersi nulla, va. E ci vede, finalmente vede!

Ma quell'uomo non ha alcuna credenziale! È semplicemente un disgraziato, è *un poro can* (come diciamo in dialetto veneto).

E quell'altro, quello che ha spalmato? È un tizio che chiamano – oppure che si fa chiamare? – Maestro, Rabbi. Uno che va in giro compiendo dappertutto "miracoli", ma li fa in modo elementare e terra terra. In questo caso, addirittura con sputo e polvere! E poi li va a fare proprio a un *poro can*!

Perciò, dopo il prodigio, si scatena un vespaio:

"*Macché miracolo! Figuriamoci! Non può essere. È un imbroglio messo su per fregarci tutti!* – strillano –. *C'è stato uno scambio di persona! Non siamo mica allocchi. È un birbante lui, quel cieco, e pure quell'altro, quel Rabbi! Ma come ha fatto poi? E dove se n'è andato a finire? Che venga qua, dobbiamo interrogarlo!*".

E il *poro can*, impaurito da tanto casino, si sente in dovere di ripetere:

"*Ma no, sapienti signori, non è affatto un imbroglio! Sono io quello che era cieco dalla nascita e che è prodigiosamente guarito. Ora io ci vedo, eccome! È Lui,* il *Rabbi,* il *Maestro che mi ha guarito!*".

Al *poro can*, che ora vede pure un ago nel pagliaio, nessuno crede.

L'evidenza non è importante, ammetterla non è dignitoso. È preferibile il dubbio, l'incertezza. È opportuno denigrare tutto e subito, vedere imbrogli e imbroglioni. Poi è indispensabile cercare di darsi su ogni cosa una spiegazione razionale e logica. Se questo non è possibile, c'è la scappatoia del: *non può essere*! Molto meglio esser presi per increduli che per fessi!

L'ex cieco spiega:

"*Lui, il Rabbi, ha semplicemente sputato per terra, con saliva e polvere ha fatto una pappetta, me l'ha spalmata ben bene sugli occhi e poi... poi mi ha detto: 'Vai!'. Io ho avuto fede in lui, gli ho creduto, sono andato! Dopo aver compiuto il miracolo, quell'uomo si è defilato, non so dove sia!*".

I farisei proseguono a mitragliarlo con domande insistenti. Pretendono di capire. Vogliono sapere dove mai è andato a finire quel Rabbi che ha operato la cosiddetta guarigione, scatenando un putiferio. Impongono che il guaritore si presenti e che spieghi. Che cosa ha fatto, come lo ha fatto, perché lo ha fatto...

Ma Gesù, che ben conosce i suoi polli, ha dato la Sua spalmata e via, se n'è andato. Lui da dire non ha proprio niente!

Nel Suo allontanarsi per lasciarci *liberi di vedere*, Gesù è forte, è maestoso! Lascia sempre *liberi* tutti, sia di rimanere ciechi che di vedere, polli oppure aquile.

I testimoni continuano a blaterare:

"*Ma roba da matti, incredibile! Ti sembra che una semplice e misera pappetta possa guarire?! Buon uomo, ex cieco nato, sei proprio sicuro che è tutto qua?*".

Tutto qua.

Anche di fronte all'evidenza dei fatti, i sapienti continuano a nutrire dubbi, a fare insinuazioni. Non hanno però ancora in mano precise accuse, con le quali incastrare coloro che ritengono colpevoli mistificatori e buttarli fuori dalla sinagoga. Ecco che nella loro mente all'improvviso si accende, folgorante come una lampadina, l'accusa.

"*Ma oggi, ragazzi, è sabato, qui è giorno di riposo dedicato al Signore! Oggi qui non è permesso lavorare, anche miracolare è peccato. E quel Rabbi ha oggi osato lavorare: ha impastato e poi spalmato! Eccola qua, l'accusa: ha lavorato di sabato! Quel guaritore non ha rispettato la legge del Signore! Perciò è colpevole, è un peccatore, è un senza Dio! E un peccatore di certo non può compiere prodigi!*".

Perciò il *poro can*, anche se ci vede, persiste a esser cieco! Per loro è cieco.

E cercano di incastrarlo:

"*Senti un po', cieco che si crede vedente, diccela la verità, com'è andata per davvero la faccenda?*".

E poi, un po' sornioni: "*Ma tu, che ne pensi di quel Rabbi, dal momento che ti ha aperto gli occhi? Chi credi egli sia?*".

Vogliono verificare. Se quel disgraziato si azzarda a vedere nel Rabbi guaritore il Cristo, approfitteranno per buttarlo fuori dalla sinagoga.

Infatti quell'incosciente, al quale la vista improvvisa ha fatto perdere completamente la testa, non ti va a sparare la prima risposta che gli sale alle labbra, direttamente dal cuore!

"*Un profeta!*", esclama. Ma vogliamo scherzare?! Gli indagatori stanno ormai perdendo il lume della ragione, quasi gli scoppia il cervello, ma portano avanti imperterriti la loro indagine:

"*Calmi, fermi tutti, ragioniamo, non perdiamo anche noi la testa! Interroghiamo ora testimoni attendibili, i genitori del cieco vedente. Questo sarà il nostro asso nella manica! Sapremo da loro se davvero il figlio è cieco nato. E tu, accecato vedente, se hai fatto il furbo...!*".

I genitori-testimoni, poverini, davanti a tanta gente autorevole, ma anche minacciosa, colta e seduta molto in alto, si sentono come di fronte a un tribunale d'inquisizione. Intimoriti, anche se con la coscienza a posto, e felici ché il figlio finalmente ci vede, si fanno piccoli così.

"*Signori della corte, nostro figlio, sì, è nato cieco, ma ora ci vede. Come e perché ci veda, chi sia quel guaritore che gli ha aperto gli occhi, questo noi non lo sappiamo. Chiedetelo a nostro figlio, e che si arrangi lui!*".

E così non si compromettono. Sanno quel che li aspetta se si azzardano a riconoscere e a testimoniare che il guaritore è il Cristo.

A questo punto, con rabbia gli indagatori se la prendono ancora una volta col cieco vedente.

"*Da' gloria a Dio! Noi sappiamo che quell'uomo è peccatore*".

Ma quel *poro can* è un pazzo, e da pazzo risponde:

"*Se sia un peccatore, questo sapienti miei io non lo so! Ma so una cosa: prima ero cieco e ora ci vedo!*". E quelli a insistere:

"*Ma come ti ha aperto gli occhi?*".

"*Porca miseria, ve l'ho già dettoooooooooo*". Poi, e forse per togliersi una soddisfazione, fa lui una domanda canaglia:

"*Non è che per caso volete diventare anche voi suoi discepoli?!*".

Non l'avesse mai detto! Incavolati come non mai, quelli sobbalzano sui loro seggioloni, lo insultano e urlano:

"*Ma come ti permetti? Tu sarai suo discepolo. Noi no di certo! Noi siamo discepoli di... ecc., ecc., noi sappiamo infatti che ecc., ecc. Ma costui non sappiamo* di *dove sia*".

Allora l'ex cieco nato, che non ne può più, sbotta:

"*Bene. È proprio questo che è strano, signori miei, che proprio voi non sappiate* di *dove egli sia. Eppure, vedete bene, lui mi ha aperto gli occhi! Ora, noi tutti siamo al corrente che Dio non ascolta i peccatori, ma se uno è timorato di Dio e fa la Sua volontà, Egli lo ascolta. Parliamoci chiaro, miei cari notabili, da che mondo è mondo, non si è mai sentito dire che un tizio con tutte le scienze e i poteri del mondo sia riuscito a ridare la vista a un cieco nato. Se costui non fosse* da *Dio, non avrebbe potuto compiere un bel niente! Dagli uomini, non è mai venuto alcun miracolo. I miracoli vengono solo da Dio, è solo Lui che li fa!*".

Che lezione! Quelli però non si danno per vinti:

"*Ma chiudi la bocca! Non vorrai venire a insegnare a noi. E che cosa vuoi insegnare, proprio tu che sei nato tutto nei peccati!*".

E con un calcio sul sedere lo buttano fuori dalla sinagoga.

Ecco, hanno sistemato il *poro can*! Fine della buriana.

Silenzio profondo.

Gesù a questo punto, nella pace più assoluta, ricompare.

Si avvicina al suo miracolato, buttato fuori dalla sinagoga, e gli domanda:

"*Tu credi nel Figlio dell'Uomo?*". E quello: "*E chi è, Signore, perché io creda in Lui?*".

Gesù non gli dice: eccomi qua, SONO IO! Ma semplicemente:

"*Tu l'hai visto: colui che parla con te è proprio lui*".

E l'ex cieco: "*Io credo, Signore!*", e gli si prostra innanzi, riconfermando la sua fede in Lui.

E Gesù allora: "*Io sono venuto in questo mondo per giudicare, perché coloro che non vedono vedano e quelli che vedono diventino ciechi*".

Quelli che hanno inscenato la baraonda, ora che Gesù è lì davanti a loro in carne e ossa, si son dati tutti una calmata. Con la coda tra le gambe, cercano adesso di farsi belli, per guadagnare qualche punto di considerazione ai Suoi occhi. Qualcuno ha persino il coraggio di frignare: "*Gesù, siamo forse ciechi anche noi?*". E Lui, sempre forte:

"*Se foste ciechi, non avreste alcun peccato; ma siccome dite: 'Noi vediamo', il vostro peccato rimane*".

Quale contrasto tra la figura di Gesù e quella di tutti gli altri... attori-testimoni!

Lui, *il* Rabbi, *il* Maestro, non sempre in scena ma sempre Protagonista, *passa*... Lascia che tutti i personaggi-attori si affannino sul palcoscenico della vita. Liberi.

Lui non si impone.

Nel silenzio più profondo, attende che ognuno *riesca a vedere*, ad avere *occhi* e a fare le proprie scelte.

Lui, con il Suo amore, sa aspettare...

Glossario

Ascesi: Nel suo significato originario la parola indicava qualsiasi esercizio – fisico, intellettuale, spirituale – svolto con un certo metodo in vista di un progresso. Nel Cristianesimo ha acquisito un senso quasi tecnico e indica l'insieme degli sforzi mediante i quali si vuole riuscire a progredire spiritualmente, nell'intento di riuscire a realizzare l'ideale di perfezione cristiana proposta nel *discorso della montagna*[108]. Tuttavia l'ascesi cristiana, che conosce la rinuncia e l'abnegazione, sottosta comunque al primato dell'azione di Dio nella vita spirituale: la Grazia.

Ashram: Nell'Induismo: comunità spirituale, dimora di un *guru*, centro di studi religiosi e di meditazione.

Atman: Secondo la concezione induista, è il vero, immortale Sé dell'individuo, che l'Occidente chiama anima. È l'anima divina dell'uomo, il Sé eterno.

Aura: Può essere definita, approssimativamente, come il campo di energia emanato da ogni essere vivente. L'aura si manifesta come un alone cangiante – più o meno luminoso, percorso da colori e lampi di luce – che avvolge il corpo. Tali radiazioni sono in realtà il risultato del compenetrarsi e sovrapporsi di diverse aure, ognuna delle quali corrisponde ai diversi livelli di coscienza dell'essere a cui appartiene. Di conseguenza lo stato dell'aura di un essere rivela a chi è in grado di scorgerla le condizioni fisiche, mentali, emotive e spirituali dell'essere da cui emana.

Avatar: Dal sanscrito: *discesa*. Discesa divina, emanazione divina. Avatar è un essere incarnazione della coscienza divina sulla Terra: "Quando il Divino, nella sua coscienza e nel suo potere, assume forma umana col modo d'agire umano, e non si limita a possedere questa forma soltanto con la sua potenza e grandezza, con alcuni gradi e con alcuni aspetti di se stesso, ma con l'eterna conoscenza di sé, quando 'Quello che non nasce' si conosce e agisce

[108] Matteo 1,1 ss.

secondo la struttura dell'essere mentale e sotto l'apparenza della nascita e vita terrena, allora è raggiunto il culmine della manifestazione condizionata, ed è la piena e cosciente discesa della Divinità: è l'Avatar"[109].

***Bhagavad Gita* (Canto del Beato):** Episodio del *Mahabharata* (v.) corrispondente ai capitoli dal XXV al XLII del libro VI. Opera a sfondo religioso e spirituale tra le più elevate, la *Bhagavad Gita* espone i principi della dottrina del Karma Yoga (v.) che il Beato Signore Krishna, in veste di auriga, trasmette al suo discepolo Arjuna prima che cominci la battaglia di Kuruksetra.

Brahman: Così nell'Induismo viene chiamato Dio, l'Assoluto, l'Eterno, l'Esistenza pura, l'onnipresente assoluta Realtà.

Chakra: Dal sanscrito, *ruota*, *cerchio*. Nello yoga, nome per i centri di energia o "materia sottile" nel corpo energetico. Sono i punti nei quali la realtà fisica e quella psichica passano una nell'altra e si compenetrano reciprocamente. I chakra sono i sette centri occulti di vita e coscienza che animano il corpo fisico e i corpi sottili dell'uomo.

Chela: Così vengono chiamati dagli indù i discepoli del maestro spirituale, del *guru*.

Derviscio: Darwish, cioè povero: perché povera è l'anima che, incarnandosi sulla Terra, ha perduto l'Amato, il suo bene più prezioso. I Dervisci, spinti dalla nostalgia per l'Amato, ricercano l'unione mistica con Lui (*huwa*, *Hu*) attraverso la cerimonia del sama (v.).

Eterico: Il corpo, che è una fonte di elettricità, è circondato da un campo magnetico alternato. L'eterico è il campo magnetico che circonda il corpo umano, è la manifestazione esterna delle forze magnetiche del corpo. Per chi è in grado di scorgerlo, indica il grado di vitalità delle persone, lo stato di energia di un corpo.

Esoterismo, arti esoteriche: Esoterismo è la conoscenza riservata agli iniziati. Questo era il caso, in tutte le civiltà antiche, della "scienza sacra", che non poteva essere *profanata*, cioè *impartita ai profani*. La maggior parte delle religioni propone due livelli di insegnamento, che hanno due scopi differenti: l'exoterismo (o essoterismo, come indica la parola) è il rivestimento esteriore della religione, è l'insieme di rituali che è necessario co-

[109] Cfr. Sri Aurobindo, *Lo yoga della Bhagavad Gita*, Edizioni Mediterranee, Roma 1990, p. 12.

noscere e oltrepassare per poter accedere al loro senso ultimo. Per esoterismo si intende invece la conoscenza della dottrina sacra vera e propria: questa consente all'individuo di superare i limiti della ristretta coscienza umana per accedere a gradi di coscienza superiore. L'uomo, così risvegliato, potrà con questa nuova comprensione operare nel mondo. Mentre l'exoterismo è accessibile a tutti, l'esoterismo è destinato a pochi, poiché la conoscenza esoterica sarebbe incomprensibile, oltre che pericolosa, in mano a persone inadatte (v. anche Iniziazione).

Estasi: Nella spiritualità cristiana indica uno stato in cui il credente è *trasportato in Dio*, per cui egli perde momentaneamente l'uso dei sensi, ogni percezione della realtà corporea, della realtà esterna. L'estasi mistica è un rapporto molto intenso tra uomo e Dio.

Galenica: Relativo al celebre medico greco Galeno. *Arte galenica*, medicina. *Preparato, medicamento galenico*, farmaco ottenuto dalla trasformazione di sostanze vegetali naturali in preparati atti a essere somministrati all'ammalato. *Dottrina galenica*, secondo cui l'essenza della vita è il pneuma.

Iniziazione: Dal latino *initium*, vale a dire principio. Iniziare, ammettere ai misteri, nuova partenza, accesso a uno stato radicalmente differente da quello che si è appena lasciato, passaggio dal profano al sacro che è considerato come una seconda nascita, una rigenerazione dell'essere, che attraverso l'iniziazione ritrova la sua condizione spirituale originaria, fino ad allora celata da condizionamenti materiali. L'esoterismo insegna a oltrepassare i limiti individuali per accedere a condizioni di coscienza via via più ampie ed elevate, secondo i gradi di iniziazione. Ed è in questo campo che si sente la necessità di un maestro spirituale, capace di trasmettere la parte esoterica della dottrina e a condurre il discepolo al di là di se stesso, di *iniziarlo*. Senza la presa di coscienza di una *nuova nascita*, gli insegnamenti esoterici resterebbero inoperanti. L'iniziazione prima di tutto è *purificazione personale*, poi *passaggio dal maestro al discepolo dell'energia spirituale* di cui il primo è l'erede; ma essa costituisce anche la condizione indispensabile per ricevere l'insegnamento esoterico. Questo è il senso della parola "esoterismo" in tutte le tradizioni religiose. Certi riti cristiani presentano ancora qualche carattere iniziatico: imposizione delle mani, per mezzo della quale si trasmette la virtù dello Spirito Santo.

Karma: Dal sanscrito *kri*: fare, azione. È la somma e gli effetti di tutte le conseguenze dell'agire di un individuo in questa vita, o in altre vite precedenti. Nelle Scritture indù, la legge equilibratrice del karma è quella di causa ed effetto, azione e reazione, semina e raccolto, è conseguenza di un'azione fisica o mentale. I frutti del karma vengono raccolti in forma di gioia oppure di sofferenza: si tratta in realtà di lezioni attraverso le quali l'individuo si evolve di vita in vita, finché la lezione non viene assimilata. I pensieri e le azioni di ogni essere umano contribuiranno al suo bene e al suo male, a quello degli uomini e del mondo e questo per quanto riguarda sia il presente che il futuro, che le vite future, sue e degli altri. La comprensione della legge del karma come legge di giustizia è necessaria all'uomo per liberare la sua mente dal risentimento verso Dio e verso le ingiustizie terrene, per avere una rassicurante spiegazione delle apparenti ingiustizie e ineguaglianze della vita.

Karma Yoga: "*Perciò in ogni momento ricordati di Me e combatti*" (*Bhagavad Gita*, canto VIII, 7). Queste parole, che il Signore Krishna rivolge a un Arjuna sconvolto dall'idea dell'imminente battaglia fratricida, possono riassumere il contenuto della dottrina del Karma Yoga: "*La Gita insegna l'azione divina, non l'umana; non l'adempimento dei valori sociali, ma l'abbandono di ogni principio di condotta o di dovere a favore di un adempimento non egoistico della volontà divina operante nel mondo mediante la nostra natura; non un servizio sociale, ma l'azione dei migliori, di coloro che sono posseduti da Dio, degli uomini padroni di se stessi – azione compiuta impersonalmente per l'amore del mondo e in sacrificio a Colui che sta dietro all'uomo e alla natura*". Soltanto nella coscienza divina ogni azione raggiunge il suo vertice "*sebbene nel mondo, tuttavia in Dio*"[110].

Kundalini: Dal sanscrito, letteralmente significa *serpente*.

Kundalini Shakti: Shakti, dal sanscrito, letteralmente *forza*, *energia*, *potere*. "Forza del serpente". È l'energia cosmica, la forza spirituale che – figurativamente – giace dormiente e arrotolata in ogni uomo nell'estremità inferiore della colonna vertebrale. Può venire risvegliata dalla benedizione del *guru*. Se viene risvegliata (attraverso la disciplina yogica, l'ascesi), quest'energia spirituale cosmica trova la sua espressione salendo attraverso i vari centri

[110] Ivi, p. 30, 31.

di energia o "materia sottile", i chakra, nella forma di conoscenza spirituale, fino a unirsi nel settimo chakra al di sopra della testa con Shiva, il Divino. Vengono in questo modo attivate le forze divine, assopite nell'uomo, che si manifestano come sapienza e beatitudine.

Mahabharata: Monumentale poema epico, presumibilmente redatto tra il II secolo a.C. e il II secolo d.C. Le vicende narrate in quest'epopea sono collocate dalla cronologia indiana all'incirca verso il 3000 a.C., epoca in cui gli Arya si insediarono nella pianura del Gange. Vi si narra la storia del conflitto dinastico tra due rami di un clan regale: i Kuru e i Pandava. Il resoconto della lotta, culminata nella feroce battaglia di Kuruksetra, racchiude anche considerazioni a sfondo morale, sociale e spirituale. I capitoli dal XXV al XLII del libro VI costituiscono la *Bhagavad Gita* (v.).

Mandala: I segni della meditazione delle religioni indù, astratti o frammisti a elementi figurativi, dalla forma di un cerchio o di un poligono. Rappresentano simbolicamente le esperienze religiose e sono un aiuto, tramite la meditazione, per l'unione con il divino.

Maya: La forza illusoria inerente alla struttura del creato. La parola sanscrita *maya* significa "il differenziatore"; è il magico potere nella creazione per cui limiti e divisioni sono apparentemente presenti nell'Immenso e Inseparabile. *Maya* è la Natura stessa; i mondi fenomenici in costante transitorio fluire in antitesi con l'Immutabile Divinità. Maya è il velo di transitorietà nella Natura, l'eterno divenire della creazione: il velo che ogni uomo deve sollevare per poter vedere dietro di esso il Creatore, l'Immutabile, l'Eterna Realtà.

Mistica: Indica abitualmente ogni esperienza, vera o presunta, di unione diretta con Dio, caratterizzata da interiorità, immediatezza e ineffabilità. Può essere accompagnata da un complesso di fenomeni, più o meno spettacolari (denominati talvolta "paramistici": cioè estasi, voci, visioni, levitazioni, stigmatizzazioni, ecc.). Mentre l'ascesi è "esercizio", lavoro interiore di purificazione della passioni, la mistica è una tensione contemplativa che si eleva fino alla visione della luce divina.

Occhio spirituale: v. Terzo occhio.

Prana: Dal sanscrito: *respiro, soffio vitale*. Energia cosmica che pervade e sostiene il corpo e si manifesta nelle creature in modo più evidente come respiro. Soffio, prana, vento, respiro, *ruah*, spirito... *Ruah* esprime la forza di Dio, il Suo influsso, la Sua azione, che è causa di effetti prodigiosi. Questo spirito opererà nella creatura un rinnovamento. Nella Bibbia Ezechiele dice, secondo le parole di Dio: "Metterò dentro di voi uno spirito nuovo... Porrò il mio spirito dentro di voi e vi farò vivere secondo le mie leggi"[111]. Avere perciò lo spirito di Dio equivale a pensare, vedere e agire secondo il volere divino. "Lo stesso Spirito attesta al nostro spirito che siamo figli di Dio"[112]. Secondo le scritture indù, il prana è costituito da scintille di energia intelligente, più sottile di quella atomica, che costituiscono la vita. Ogni cosa esistente sul piano materiale ha una controparte fatta di luce astrale, una luce più sottile delle energie elettromagnetiche dell'atomo. Le Scritture indù chiamarono questa energia *prana*. Il termine *prana* è stato tradotto da Paramahansa Yogananda con la parola *lifetrons* = "vitatroni". Nella loro essenza, sono pensieri condensati di Dio, sostanza del mondo astrale e principio vitale del cosmo fisico. L'Induismo sostiene che nel mondo fisico vi siano due tipi di prana. Il prana: come energia cosmica vibratoria onnipresente nell'universo, che struttura e sostiene tutto. Il prana: come energia che pervade e sostiene il corpo umano. Inoltre, distingue cinque vari prana che sostengono il corpo umano mediante cinque correnti o funzioni:

1. Prana, essenza del respiro, pura forza vitale in quanto tale; svolge la funzione della cristallizzazione
2. Vyana, che sorveglia la circolazione
3. Samana, che sorveglia l'ingestione e l'utilizzazione del cibo e conserva l'equilibrio del corpo attraverso i processi chimici relativi; presiede all'assimilazione
4. Apana, che sorveglia l'eliminazione, determina l'escrezione di tutto il materiale consumato e opera nella parte inferiore del corpo; presiede al metabolismo
5. Udana, tipo di corrente pranica che opera nella parte superiore del corpo e promuove l'evoluzione spirituale, in quanto costituisce il collegamento tra la parte fisica e quella spirituale della nostra esistenza

Pranayama: Controllo del prana, delle correnti o funzioni vitali sottili. Consiste in esercizi respiratori, che possono essere anche collegati a mantra.

[111] Ezechiele 36,26-27.
[112] Romani 8,16-17.

Raja Yoga: Dal sanscrito, letteralmente "Yoga Regale". È lo yoga integrale, viene considerato il più alto e completo, il più importante ed elevato. Comprende, tra l'altro, l'assimilazione di tutti i fondamenti di ogni altra forma di yoga, coinvolgendo globalmente l'individuo a livello intellettuale, devozionale e fisico: è anche detto "il sentiero regale". Si tratta di un sistema – potremmo dire scientifico – che insegna a convogliare tutte le energie di corpo, spirito e mente, per conseguire lo stato di samadhi (v.).

Reincarnazione: È la teoria esposta nelle Scritture indù, in base alla quale gli uomini, condizionati dalla materialità, dovranno rinascere sulla Terra fino a quando non avranno realizzato consciamente la loro divinità, il loro stato reale di figli di Dio.

Rishi: Veggenti, esseri che manifestano saggezza divina; in particolare, i saggi illuminati dell'antica India ai quali vennero rivelati i Veda.

Sadhana: Dal sanscrito *sadh*: arrivare allo scopo, come anche "strumento di perfezione". Disciplina spirituale, esercizi che conducono alla padronanza dei sentieri yoga. Sentiero di disciplina spirituale. Specificatamente le istruzioni e le pratiche di meditazione prescritte dal maestro-*guru* ai suoi discepoli i quali, seguendole fedelmente, alla fine realizzano Dio. Il sadhana è sempre connesso alla trasmissione del mantra, da parte del maestro spirituale, dalla sua benedizione e dal suo augurio. L'allievo che pratica sadhana viene denominato sadhaka.

Sama: *Sama* e *zikr* (o *dhikr*): sacra audizione e ricordo. "Nel senso mistico, si tratta di sinonimi: la sacra audizione, infatti, è una rappresentazione simbolica del viaggio che l'anima compie verso Dio, quando in lei si risveglia la potenza del ricordo". La cerimonia del sama, eseguita dai Dervisci Mevlevi (la confraternita sufi fondata nel XIII secolo da Maulânâ Jalâl Ud Dîn Rûmi, nella città santa di Konya, in Turchia), è un rituale simbolico complesso e sublime. Simbolico è il loro copricapo cilindrico, che rappresenta la lapide tombale che essi pongono sulle passioni terrene. E simbolica è la sopravveste scura, il mondo materiale, che i Dervisci lasciano cadere a terra quando si dispongono a danzare. Accompagnati dal suono del *nay* (il flauto) e del tamburo, con un gesto fluido spalancano le braccia: la mano destra con il palmo aperto verso il cielo, ad accogliere la grazia divina, la sinistra rivolta verso terra, affinché il mondo la riceva. Simbolico è il loro ruotare sul loro stesso asse, come i pianeti nelle loro orbite, e la loro veste si schiude in cerchi infiniti intorno al Centro del creato.

L'abbandonarsi dell'anima al ritmo dell'universo e alla Grazia che lo anima produce quell'alchimia che è l'estasi mistica: l'unione col divino[113].

Samadhi: Dal sanscrito, letteralmente: *fissare*. Ci sono diversi livelli di samadhi. In quelli superiori (*nirvikalpa samadhi*) vi è una condizione di supercoscienza che va oltre lo stato normale di veglia, di sogno e di sonno profondo, in cui il pensiero personale cessa totalmente. È un dissolversi completo nell'oggetto su cui si medita. È una condizione di coscienza non duale in cui la coscienza del soggetto che medita, e che ha un'esperienza estrema di samadhi, diventa uno con l'oggetto sperimentato: esiste *solo* il contenuto dell'esperienza. Se si medita su Dio, sull'Assoluto, ne consegue l'unione con Questi. Il samadhi più alto, lo stato spirituale superiore, è raggiunto quando colui che medita, il processo meditativo (mediante il quale la mente viene ritirata dai sensi con l'interiorizzazione) e l'oggetto della meditazione (Dio) divengono Uno. Qui, la coscienza del devoto si immerge totalmente nello Spirito Cosmico; la sua forza vitale viene ritirata dal corpo, il quale appare 'morto', ossia immobile e rigido. Lo yogi è pienamente consapevole della propria condizione di *animazione sospesa*. Negli stadi iniziali della comunione con Dio, cioè nei primi livelli di mistica samadhi, la coscienza del devoto comunica con Dio anche nella sua ordinaria, normale coscienza di veglia, e anche nel mezzo della sua normale vita quotidiana. Progredendo verso stati spirituali superiori, però, egli comunica con Dio senza la fissità del corpo. Questi stati sono conosciuti soltanto dai maestri più altamente evoluti. *Nirvikalpa samadhi* è anche raccoglimento estremo, illuminazione. È paragonabile all'estasi mistica.

Sé: Scritto con la lettera maiuscola sta per Atman, Anima divina, distinta dal comune "io", che è la personalità o l'ego. Il Sé è Spirito individualizzato, la cui natura è sempre-esistente, sempre-cosciente, sempre-nuova-gioia. L'esperienza di queste divine qualità della natura dell'Anima si ottiene con la meditazione.

Shakti: Dal sanscrito, letteralmente significa *forza*, *potenza*, *energia*. È l'energia originaria, è l'aspetto dinamico di Dio per mezzo del quale Egli crea, conserva e dissolve. È la Forza, l'Energia Cosmica, il Potere cosciente creatore dell'universale Realtà. Per

[113] Cfr. Massimo Jevolella, *La danza del cosmo*, Red Edizioni, Como 1997.

gli indù, la grazia della Shakti è necessaria perché si possa afferrare l'aspetto trascendente di Dio. Il Kundalini Yoga si occupa in modo particolare della Shakti e ogni chakra è, tra l'altro, dominato da una particolare Shakti.

Shaktipat: Dal sanscrito, *shakti*: energia, forza, potenza e *pat*: potere. Significa trasmissione del potere spirituale del *guru* al suo discepolo, potere che concede a quest'ultimo il risveglio spirituale. Tra maestro e discepolo avviene *shaktipat*, cioè uno *scambio diretto*, per cui il discepolo apprende anche mediante la sola vicinanza, il tocco, lo sguardo del maestro-*guru*. Questo potere spirituale, questa capacità di insegnamento diretto, da *guru*-maestro a discepolo, è dono di pochi veri maestri spirituali.

Shanti: Dal sanscrito *santi*: letteralmente pace. È la pace interna, interiore che si consegue per mezzo della consapevolezza spirituale di non essere solo corpo mortale, ma coscienza imperitura.

Shiva (nel testo: *acqua di Shiva* = urina)**:** Shiva è la terza divinità della Trinità indù (Trimurti): Brahma (il Creatore), Vishnu (il mantenitore), Shiva (il distruttore).

Sri (o Shri): Dal sanscrito, significa *santo*, *venerabile*, *maestà*, *nobile*, *grandiosità*, *bellezza*, *fortuna*, *benessere*, *ricchezza*. È un titolo di rispetto e di devozione che viene usato prima del nome proprio di un uomo spirituale, o di una persona religiosa.

Siddhi: Dal sanscrito, *capacità perfetta*, *perfezione*. "Capacità psichica cosiddetta sovrannaturale, che può presentarsi da sola come sottoprodotto dell'evoluzione spirituale, se nell'individuo vengono sviluppate delle forze che aprono l'accesso ad ambiti cosmici"[114].

Sufi, sufismo: "Il sufi è un individuo che crede nella pratica alternata di distacco e identificazione con la vita, per diventare libero. È un mistico perché crede di dover armonizzarsi con lo scopo di tutta la vita. È un tipo pratico perché crede che questo processo debba avvenire all'interno della normale società, e deve servire l'umanità, perché ne fa parte... Il sufismo non può venire apprezzato oltre un certo punto se non nella situazione reale dell'insegnamento, che richiede la presenza fisica di un maestro sufi... Lo studio accademico del sufismo che non diventi almeno in parte un 'sufismo operante' è un sufismo senza il suo fat-

[114] Cfr. *Dizionario della sapienza orientale*, Edizioni Mediterranee, Roma 1991.

tore essenziale... Il sufismo viene trasmesso grazie all'esempio umano, il maestro... per condurre la coscienza umana ordinaria verso una più ampia percezione e realizzazione... Il sufismo viene conosciuto tramite se stesso"[115].

Svami (o Swami): Dal sanscrito *swa*: Sé, colui che è uno con il Sé. Oppure da *svamin*: signore. Titolo d'onore che precede o segue il nome di un maestro spirituale o di un uomo venerato come santo.

Terzo occhio, ajna chakra, occhio singolo, occhio spirituale: La pratica dello yoga aiuta l'aspirante ad aprire l'occhio singolo della coscienza intuitiva, dell'intuizione e della percezione. Questo chakra, l'ajna chakra, situato idealmente fra le due sopracciglia (al quale corrisponde come centro corporeo il plesso cavernoso) è considerato sede della coscienza. Nelle Scritture indù quest'occhio onnisciente è nominato in differenti modi: occhio interiore, occhio dell'intuito, occhio di Shiva, stella d'Oriente, colomba che discende dal cielo...

Upanishad: Le *Upànishad* fanno parte dei *Veda* (v.). Dal sanscrito: *upa*, vicino a; *ni*, giù; *shad*, sedersi. Il significato della parola è: sedersi ai piedi del guru per ricevere la dottrina riservata e segreta.

Veda: Dalla radice sanscrita *vid*, sapere: "sapere, dottrina sacra". Totalità dei testi più antichi della letteratura indiana (sei volte la Bibbia). Secondo l'ortodossia indù sono "scritture rivelate", hanno origine sovrumana e autorità divina. Si dividono in quattro testi, che sono detti possedere "validità senza tempo". Consistono essenzialmente in versi, canti, formule sacrificali, rituali e recitazioni, che hanno come scopo quello di vitalizzare e spiritualizzare ogni fase della vita e dell'attività dell'uomo. Fra tutti gli immensi testi dell'India, i *Veda* sono le uniche scritture alle quali non viene attribuito alcun autore. Sull'origine dei *Veda* esistono varie versioni, ma tutti concordano sul fatto che le loro dottrine furono divinamente rivelate, di era in era, ai *rishi* (poeti ispirati, profeti, veggenti, santi) in stato di contemplazione profonda, perciò i *Veda* si chiamano anche Shruti, "ciò che venne rivelato".

Zikr o Dhikr: Significa letteralmente *ricordo*. Ed è attraverso il ricordo di Allah, l'Amato, che il Derviscio raggiunge la riunificazione con Lui. La cerimonia dello *zikr* è accompagnata dal *nay*,

[115] Idries Shah, *I Sufi*, cit., p. 13, 14, 15, 35.

il flauto di canna che suona per la nostalgia del canneto. Il flauto rappresenta il corpo, l'involucro terreno in cui è imprigionata l'anima, che esalando la sua preghiera invoca il suo Creatore: la ripetizione della sillaba *Hû* (Lui) evoca nella coscienza individuale il ricordo dello stato di unione con l'Amato e la riconduce a Lui (v. sama).

Bibliografia

Ancilli Ermanno, *Dizionario enciclopedico di spiritualità*, Vol. II, Edizioni Città Nuova, Roma 1990.

AA.VV. (a cura di Paola Giovetti), *L'uomo e il mistero/5*, Edizioni Mediterranee, Roma 1997.

AA.VV., *L'intelligenza spirituale del sentimento*, Edizioni Lipa, Roma 1994.

Attombri Mario, Renier Paolo, *Dieci anni, mano nella mano, con Lui in armonia*, Edizioni Armonia, Noale (Venezia) 1997.

Ballester P. Mariano, *Iniziazione alla preghiera profonda*, Edizioni EMP, Padova 1992.

Barbagallo G., Dianich S., *Nuovo Dizionario di Teologia*, Edizioni Paoline, Roma 1979.

Brosse Jacques, *I maestri spirituali*, Gremese Editore, Roma 1991.

Carretto Carlo, *Racconti di un pellegrino russo*, Cittadella Editrice, Perugia 1972.

Déchanet Jean Marie, *Yoga cristiano in 10 lezioni*, Edizioni ElleDiCi, Torino 1981.

– *Yoga per i cristiani*, Edizioni San Paolo, Milano 1987.

De Vitray-Meyerovitch Eva, *I mistici dell'Islam*, TEA Edizioni, Milano 1996.

Evdokimov Paul, *Le età della vita spirituale*, Edizioni Dehoniane, Bologna 1980.

Feild Reshad T., *Sufi: oltre l'ultima barriera*, Edizioni Àrista, Torino 1992.

– *Sufi, la strada invisibile*, Edizioni Amrita, Torino 1995.

– *Nati per guarire*, Edizioni Amrita, Torino 1996.

Fire Lame Deer Archie, Erodes Richard, *Il dono del potere*, Edizioni Amrita, Torino 1996.

Giovetti Paola, *NDE*, Edizioni Mediterranee, Roma 2007.

Guitton Jean, *Lettere aperte*, Edizioni Mondadori, Milano 1995.

Indiani d'America, *Il Grande Spirito parla al nostro cuore*, Red Edizioni, Como 1995.

Jevolella Massimo, *La danza del cosmo*, Red Edizioni, Como 1997.

Leloup Jean-Yves, *L'esicasmo, che cos'è, come lo si vive*, Gribaudo Editore, Torino 1992.

Lobsang Rampa T., *I segreti dell'aura*, Edizioni Astrolabio, Roma 1975.

Mistrorigo Antonio, *Guida alfabetica alla Bibbia*, Edizioni Piemme, Casale Monferrato 1995.

Paramahansa Yogananda, *Autobiografia di uno yogi*, Edizioni Astrolabio, Roma 1971.

– *L'eterna ricerca dell'uomo*, Edizioni Astrolabio, Roma 1980.

Petrosillo Piero, *Il cristianesimo dalla A alla Z*, Edizioni San Paolo, Milano 1995.

Satprem, *Sri Aurobindo – L'avventura della coscienza*, Edizioni Mediterranee, Roma 1991.

Shah Idries, *I Sufi*, Edizioni Mediterranee, Roma 1990.

– *Pensiero e azione Sufi*, Libreria Editrice Psiche, Torino 1992.

Spidlík Tomás, *Conosci lo Spirito?*, Edizioni Lipa, Roma 1997.

Sri Aurobindo, *Il Dio che sorride. Riflessioni e aforismi*, Ugo Guanda Editore, Parma 1995.

Sri Chinmoy, *La meditazione del cuore*, Edizioni Mediterranee, Roma 1987.

Sticco Maria, *San Francesco d'Assisi*, Edizioni OR, Milano 1990.

Svami Muktananda, *Il giuoco della coscienza*, Edizioni Mediterranee, Roma 1976.

Vernette Jean, *Si può comunicare con l'aldilà?*, Edizioni Paoline, Milano 1993.

* * *

Catechismo della Chiesa cattolica, Editrice Vaticana, Città del Vaticano 1992.

Dizionario della sapienza orientale, Edizioni Mediterranee, Roma 1991.

Dizionario di Teologia Biblica, Marietti, Genova 1990.

Dizionari Piemme, Simboli, Edizioni Piemme, Casale Monferrato (Alessandria) 1993.

La sacra Bibbia, Edizione ufficiale della CEI, Edizioni Paoline, Roma 1980.

Le grandi religioni del mondo, Edizioni Paoline, Modena 1977.

Ramana Maharshi

L'INSEGNAMENTO SPIRITUALE DI RAMANA MAHARSHI

Prefazione di C.G. Jung

Il volume è costituito da una serie di domande e risposte sui problemi spirituali essenziali. Ma queste risposte di grande chiarezza, logica e semplicità, possono realmente essere considerate uno dei più alti e ispirati insegnamenti spirituali per l'uomo di ogni tempo. "Ramana Maharshi è figlio dell'India nel senso più vero del termine: una figura di autentico maestro il cui insegnamento è costituito dalla sua vita. L'identificazione del Sé con Dio, così viene formulata da Sri Ramana, è un'intuizione propriamente orientale: per l'indiano è fuori discussione che il Sé in quanto principio spirituale non differisce da Dio e, dal momento che l'uomo risiede nel Sé, non solo è parte di Dio, ma è Dio stesso. Ramana non lascia dubbi in proposito. Pratiche orientali e misticismo occidentale hanno, in fondo, il medesimo fine: l'attenzione si sposta dall'Io al Sé, e dall'uomo a Dio. Ciò significa che l'Io si annulla nel Sé e l'uomo in Dio. La via e l'insegnamento di Sri Ramana non valgono solo per l'India, ma per tutto il mondo occidentale; costituiscono una testimonianza di enorme interesse umano, ma anche un messaggio ammonitore a un'umanità che rischia di perdersi nel caos della propria incoscienza e mancanza di autocontrollo" (dalla "Prefazione" di C.G. Jung)

Gregoire de Kalbermatten

L'AVVENTO

La scoperta unica di Sahaja Yoga

L'opera illustra in dettaglio i fondamenti del Sahaja Yoga – l'unione spontanea del Sé con l'Assoluto – ma soprattutto presenta la dimensione spirituale nuova con l'inizio dell'insegnamento e della diffusione del Sahaja Yoga. Oggi il Sahaja Yoga è presente in 56 nazioni, è praticato da centinaia di migliaia di persone nel mondo ed è molto apprezzato anche in Italia. La traduzione italiana risponde a un'esigenza molto sentita, ma anche a un atto doveroso di diffusione di un grande messaggio spirituale. Il dinamismo del Sahaja Yoga si esplica con effetti benefici che la pratica evidenzia a livello della salute fisica, dell'equilibrio mentale e del benessere emozionale. Il libro illustra il sistema di Yoga che permette – a livello collettivo – la "Realizzazione del Sé" attraverso il risveglio della Kundalini; espone però anche i fondamenti che, attraverso il Sahaja Yoga, fanno percepire l'unità organica di tutte le grandi religioni, i loro legami con la nostra struttura psicosomatica e la dimensione escatologica dell'attuale momento storico.

Edizioni Mediterranee – Roma – Via Flaminia 109
Tel. 06/32.35.433 – Fax 06/32.36.277
www.edizionimediterranee.net - ordinipv@edizionimediterranee.net

Swami Muktananda

I SEGRETI DEL VIAGGIO INTERIORE

Ho trovato la vita

I segreti del viaggio interiore è una guida concreta per integrare la ricerca interiore con le esigenze della vita quotidiana. Profondo e commovente, a volte allegro, sempre pratico, *I segreti del viaggio interiore* ci conduce alla focalizzazione immediata su antiche verità. Tratta in modo succinto argomenti quali l'ego, la mente, i genitori e i figli, il matrimonio, il modo di sperimentare l'amore e di ottenere Dio senza abbandonare il mondo. "In questa raccolta dal contenuto pratico e gioioso, Swami Muktananda, chiaramente consapevole delle esigenze della vita, ci guida verso il mondo interiore della libertà" (Joseph Chilton Pearce, Autore di *Crack in the Cosmic Egg* e *The Magical Child*).
